Krankenpfleger

Abteilung für

schwere

Verbrennungen

Der vollständige Leitfaden

ALEXANDRE CAREWELL

Inhaltsverzeichnis

« *Jeder Patient auf der Verbrennungsstation ist ein Phönix, der aus seiner Asche aufsteigt, mit einer Kraft und Entschlossenheit, die nur diejenigen verstehen können, die durch das Feuer gegangen sind.* »

Kapitel 1:
EINFÜHRUNG IN DIE ABTEILUNG FÜR BRANDVERLETZTE

Geschichte und Entwicklung der Behandlung von Verbrennungen

Die Behandlung von Verbrennungen im Laufe der Zeit spiegelt sowohl die Reise der Menschheit zum Verständnis des menschlichen Körpers als auch den Einfallsreichtum wider, den wir beim Heilen und Wiederherstellen an den Tag legen. Dieses uralte Streben nach Heilung ist so alt wie die Menschheit selbst. Jede Epoche, jede Kultur hatte ihre eigene Art, Verbrennungen wahrzunehmen und zu behandeln, und diese Geschichte ist faszinierend.

In der Antike, lange bevor wir die Wissenschaft hinter Infektionen oder die Bedeutung von Unfruchtbarkeit verstanden, basierte die Behandlung auf Traditionen und natürlichen Heilmitteln. Die Ägypter verwendeten zum Beispiel Salben aus Honig, Harz und anderen Heilpflanzen, um Verbrennungen zu behandeln. Sie glaubten, dass diese Substanzen neben ihren heilenden Eigenschaften auch böse Geister fernhielten. Hippokrates, der Vater der Medizin, empfahl seinerseits die Verwendung von Fettsalben, um die verbrannte Haut zu schützen und mit Feuchtigkeit zu versorgen.

Als sich die Zivilisationen weiterentwickelten, begann die Chirurgie eine Rolle bei der Behandlung schwerer Verbrennungen zu spielen. Doch erst in der Neuzeit, mit dem Aufkommen der medizinischen Wissenschaft, wurden bedeutende Fortschritte erzielt. Das Verständnis für die Bedeutung der Unfruchtbarkeit beispielsweise veränderte den Behandlungsansatz grundlegend.

Während der Weltkriege im 20. Jahrhundert wurde angesichts einer nie dagewesenen Zahl von Verbrennungen durch Explosionen und Brände die Notwendigkeit, die Behandlungstechniken zu verbessern, zwingend notwendig. In dieser Zeit wurde die erste Hautbank eingerichtet und die ersten Hauttransplantationen durchgeführt. Die Forschung machte auch große Fortschritte beim Verständnis der Physiologie von Verbrennungen, was zu besseren Wiederbelebungs- und Pflegetechniken führte.

In den letzten Jahrzehnten hat die Technologie neue Horizonte eröffnet. Intelligente Pflaster, die Medikamente über einen längeren Zeitraum abgeben können, Stammzellen zur Regeneration der Haut und sogar 3D-Drucker zur Herstellung von Hauttransplantaten - all diese Innovationen waren vor einem Jahrhundert noch unvorstellbar.

Diese Zeitreise von alten, auf Traditionen basierenden Heilmitteln zu modernen, wissenschaftlich fundierten Lösungen veranschaulicht nicht nur unsere Entwicklung als medizinische Gesellschaft, sondern auch unser unerschütterliches Engagement für Heilung, Schmerzlinderung und die Wiederherstellung von Hoffnung.

Die entscheidende Bedeutung der Abteilung für schwere Verbrennungen

In der Welt der Medizin gibt es bestimmte Abteilungen, deren Rolle so spezifisch und delikat ist, dass sie in ihrer Aufgabe fast heilig werden. Die Abteilung für Brandverletzungen ist eine dieser Bastionen der Hoffnung und Heilung, in der jeder Eingriff ein Wettlauf mit der Zeit ist, ein heikler Tanz zwischen Wissenschaft, Kunst und Mitgefühl.

Verbrennungen, insbesondere schwere Verbrennungen, können nicht nur die Haut, sondern auch das darunter liegende Gewebe, die Muskeln, Sehnen und sogar die Knochen irreversibel schädigen. Dies geht weit über den bloßen körperlichen Schmerz hinaus. Die psychologischen, emotionalen und sozialen Auswirkungen des Lebens mit einer schweren Verbrennung sind tiefgreifend. Entstellung, Verlust der Mobilität, emotionale Narben - all diese Folgen erfordern einen ganzheitlichen Ansatz bei der Behandlung und Rehabilitation.

Hier kommt die Abteilung für Brandverletzte ins Spiel. Sie ist nicht einfach nur ein Ort, an dem körperliche Verletzungen behandelt werden. Es ist ein Zufluchtsort, an dem ein multidisziplinäres Team - Chirurgen, Krankenpfleger, Psychologen, Ergotherapeuten und andere - zusammenarbeiten, um den Patienten nicht nur eine Überlebenschance zu bieten, sondern auch die Möglichkeit, ihre Lebensqualität wiederzuerlangen.

In dieser Abteilung zählt jedes Detail. Das genaue Flüssigkeitsmanagement, um einen Schock zu vermeiden; die Vermeidung von Infektionen, die in einer Umgebung, in der die erste Verteidigungslinie der Haut beeinträchtigt ist, tödlich sein können; die Hauttransplantation, um die Schutzbarriere wiederherzustellen; die Physiotherapie, um die Mobilität wiederherzustellen; und die psychologische Intervention, um den Patienten zu helfen, ihr Selbstwertgefühl wieder aufzubauen und der Welt mit ihren Narben zu begegnen - all das gehört zum Alltag auf der Verbrennungsstation.

Doch über Wissenschaft und Technologie hinaus zeugt dieser Dienst von der Widerstandsfähigkeit des menschlichen Geistes. Jeder Patient, der mit Verletzungen hineingeht, ist eine Erinnerung an unsere Verletzlichkeit, aber jeder Patient, der geheilt wieder herauskommt, ist ein

Zeugnis unserer Fähigkeit, zu überwinden, uns anzupassen und wiedergeboren zu werden.

Die Bedeutung der Abteilung für Brandverletzte lässt sich nicht nur an den geretteten Leben messen, sondern auch an den veränderten Leben, den wiederhergestellten Hoffnungen und den erneuerten Träumen. Sie ist ein Leuchtfeuer der Menschlichkeit in der medizinischen Welt und veranschaulicht, was wir erreichen können, wenn Wissenschaft, Mitgefühl und Entschlossenheit zusammenkommen.

Die Mission und die Vision des Krankenpflegers in dieser Abteilung

In der Abteilung für Brandverletzte spielt der Krankenpfleger eine zentrale Rolle. Er fungiert nicht nur als Hüter der Gesundheit des Patienten, sondern auch als Führer, Unterstützer und Verbündeter im Heilungsprozess. Die Mission und Vision des Krankenpflegers in dieser Abteilung spiegelt die tiefe Verpflichtung gegenüber dem ganzheitlichen Wohlbefinden des Patienten wider.

Aufgabe :
Die Hauptaufgabe des Krankenpflegers in der Abteilung für Brandverletzungen besteht darin, eine qualitativ hochwertige medizinische Versorgung zu leisten, die sich auf die Sicherheit und das Wohlbefinden des Patienten konzentriert. Er sorgt für eine kontinuierliche Überwachung, verabreicht die vorgeschriebenen Behandlungen, beugt möglichen Komplikationen vor und greift schnell ein, wenn sich der Gesundheitszustand des Patienten ändert. Der Krankenpfleger ist auch ein wichtiger Kommunikator, der als Bindeglied zwischen dem Patienten, der Familie und dem medizinischen Team fungiert und so eine optimale Koordination der Versorgung gewährleistet.

Die Aufgabe geht jedoch über die rein medizinischen Maßnahmen hinaus. Der Krankenpfleger ist aufgrund seiner ständigen Nähe zum Patienten oft der erste, der emotionale und psychologische Bedürfnisse erkennt und darauf eingeht. In einer Umgebung, in der Patienten mit starken Schmerzen, Angst und Ungewissheit konfrontiert sind, bietet der Krankenpfleger ein offenes Ohr, eine beruhigende Hand und ein mitfühlendes Herz.

Vision :
Die Vision des Krankenpflegers reicht über das Krankenhauszimmer hinaus. Sie sieht eine Welt vor Augen, in der jeder Patient trotz aller Prüfungen und Traumata wieder ein Leben voller Würde, Funktionalität und Freude führen kann. Um diese Vision zu verwirklichen, ist der Krankenpfleger ständig bemüht, seine Fähigkeiten zu verbessern, sich über die neuesten Entwicklungen in der Verbrennungspflege zu informieren und eine Kultur der Exzellenz und Empathie innerhalb des Pflegeteams zu fördern.

Diese Vision umfasst auch die Bedeutung von Aufklärung und Prävention. Der Krankenpfleger spielt als Erzieher eine entscheidende Rolle bei der Unterrichtung von Patienten und ihren Familien über häusliche Pflege, Rehabilitation und die Vermeidung künftiger Verletzungen.

Im Zentrum dieser Mission und Vision steht eine unerschütterliche Verpflichtung gegenüber der Menschheit. Für den Krankenpfleger auf der Verbrennungsstation ist jeder Tag eine Gelegenheit, Wissenschaft mit Mitgefühl, Kompetenz mit Fürsorge zu verbinden, um das ultimative Ziel zu erreichen: nicht nur die körperliche Gesundheit des Patienten wiederherzustellen, sondern auch seinen Geist und seine Seele.

Kapitel 2:
GRUNDLEGENDES VERSTÄNDNIS VON VERBRENNUNGEN

Klassifizierung von Verbrennungen

• Verbrennungen ersten Grades

Die Haut ist unsere erste Verteidigungslinie gegen äußere Einflüsse und fungiert sowohl als physische Barriere als auch als empfindlicher Sensor. Verbrennungen sind Verletzungen, die diese Funktionen je nach Schweregrad teilweise oder vollständig beeinträchtigen können. Unter den verschiedenen Klassifizierungen von Verbrennungen sind Verbrennungen ersten Grades die oberflächlichsten, was jedoch nicht bedeutet, dass sie vernachlässigt oder auf die leichte Schulter genommen werden sollten.

Eigenschaften :
Verbrennungen ersten Grades betreffen nur die äußerste Schicht der Haut, die Epidermis. Sie sind in der Regel gekennzeichnet durch :
- Eine Rötung der Haut (Erythem).
- Leichte bis mäßige Schmerzen, die oft als brennendes oder stechendes Gefühl beschrieben werden.
- Trockene, blasenfreie Haut.
- Eine erhöhte Empfindlichkeit in dem betroffenen Bereich.

Die häufigste Ursache für diese Art von Verbrennung ist eine kurze Exposition gegenüber einer Wärmequelle, z. B. ein Sonnenbrand, Kontakt mit heißem Wasser oder eine kurze Begegnung mit einer Flamme oder einer erhitzten Oberfläche.

Behandlung :
- Sofortige **Kühlung:** Nach einer Verbrennung ersten Grades ist es sehr wichtig, die betroffene Stelle zu kühlen. Dies kann geschehen, indem Sie die verbrannte Stelle mehrere Minuten lang sanft unter kaltes Wasser halten.
- **Direkte Eisanwendung vermeiden:** Obwohl die Kühlung entscheidend ist, kann die direkte Anwendung von Eis zu weiteren Hautschäden führen.
- **Feuchtigkeitszufuhr und Pflege:** Das Auftragen einer Feuchtigkeitslotion oder eines Aloe-Vera-Gels kann helfen, die Schmerzen zu lindern und die Abschuppung der Haut zu verhindern.
- **Exposition vermeiden: Es ist** ratsam, die verbrannte Stelle vor der Sonne und anderen Wärmequellen zu schützen, während sie heilt.

Verlauf und Prognose :
Verbrennungen ersten Grades sind in der Regel harmlos und heilen innerhalb weniger Tage von selbst. Die Haut kann sich während des Heilungsprozesses schälen, was jedoch kein Grund zur Sorge sein sollte. Wenn die Verbrennung jedoch großflächig ist, insbesondere bei Sonnenbrand an einem großen Teil des Körpers, sollten Sie unbedingt medizinische Hilfe in Anspruch nehmen. Außerdem sollte jede Verbrennung im Gesicht, an den Händen, Füßen oder Genitalien, auch wenn sie oberflächlich erscheint, von einem Fachmann beurteilt werden.

Obwohl Verbrennungen ersten Grades in der Klassifizierung von Verbrennungen die am wenigsten schweren sind, sorgen eine angemessene Behandlung und die Beachtung der Anzeichen von Komplikationen für eine schnelle und folgenlose Heilung.

• Verbrennungen zweiten Grades

Zwar führen alle Verbrennungen zu einer Störung der Hautintegrität, doch Verbrennungen zweiten Grades stellen aufgrund ihrer Natur eine besondere Herausforderung dar. Sie betreffen nicht nur die Epidermis, sondern auch einen Teil oder die gesamte Dermis, die direkt darunter liegende Hautschicht. Verbrennungen zweiten Grades sind oft schmerzhafter und haben ein höheres Risiko für Komplikationen als Verbrennungen ersten Grades.

Eigenschaften :
Verbrennungen zweiten Grades werden unterschieden durch :
* Das Auftreten von Blasen auf der Haut.
* Eine intensive Rötung.
* Ein ausgeprägter Schmerz.
* Eine Haut, die aufgrund der Flüssigkeit in den Blasen glänzend oder feucht erscheinen kann.
* Erhöhte Sensibilität.

Häufige Ursachen :
Diese Verbrennungen können unterschiedliche Ursachen haben: längerer Kontakt mit einer Flamme, heißes Wasser oder heiße Flüssigkeiten, elektrische Kontakte, chemische Reaktionen oder auch längere Sonneneinstrahlung.

Behandlung :
* **Kühlung:** Genau wie bei Verbrennungen ersten Grades ist die Kühlung der betroffenen Stelle durch mindestens 10-minütiges Halten unter kaltes Wasser ein entscheidender Schritt.
* **Schutz der Brandwunde:** Sobald die Brandwunde abgekühlt ist, muss sie unbedingt geschützt werden, um Infektionen zu verhindern. Dies kann mithilfe einer sterilen Plastikfolie oder eines nicht klebenden Verbands geschehen.

- **Blasen nicht aufstechen:** Auch wenn sie unangenehm sein können, haben Blasen eine Schutzfunktion. Ihre Flüssigkeit ist steril und wirkt wie ein Polster gegen Reibung und äußere Einflüsse.
- **Schmerzmittel:** Verbrennungen zweiten Grades können sehr schmerzhaft sein, und die Einnahme von Schmerzmitteln kann helfen, diese Schmerzen zu lindern.
- **Feuchtigkeit:** Nach einigen Tagen, wenn die Heilung gut angelaufen ist, kann eine regelmäßige Feuchtigkeitszufuhr für den Bereich helfen, Schuppenbildung und Juckreiz zu verhindern.

Verlauf und Prognose :
Verbrennungen zweiten Grades erfordern eine sorgfältige Überwachung auf mögliche Komplikationen, insbesondere auf Infektionen. Die Heilung kann je nach Tiefe der Verbrennung einige Tage bis Wochen dauern. Tiefe Verbrennungen zweiten Grades können Narben hinterlassen, weshalb es wichtig ist, einen Fachmann zu konsultieren, um die Schwere der Verbrennung zu beurteilen.

Obwohl Verbrennungen zweiten Grades schwerer sind als Verbrennungen ersten Grades, können eine angemessene Behandlung, regelmäßige Nachsorge und die Vermeidung von Komplikationen eine optimale Heilung fördern.

• Verbrennungen dritten Grades
Verbrennungen dritten Grades gehören zu den schwersten Verletzungen, die die Haut erleiden kann. Sie durchdringen die gesamte Hautdicke und zerstören nicht nur die Epidermis und die Dermis, sondern oft auch das darunter liegende Gewebe wie Fett, Sehnen und manchmal sogar die Knochen.

Eigenschaften :
Im Gegensatz zu weniger schweren Verbrennungen gehören zu den Merkmalen von Verbrennungen dritten Grades :

- Eine Haut, die weißlich, verkohlt oder dunkel erscheinen kann.
- Eine lederartige oder wachsartige Textur.
- Ein Mangel an Sensibilität in dem betroffenen Bereich aufgrund der Zerstörung der Nervenenden.
- Abwesenheit von Blasen.

Häufige Ursachen :
Verbrennungen dritten Grades werden in der Regel durch längeren Kontakt mit einer Flamme, ätzenden Chemikalien, elektrischem Strom oder extrem heißen Flüssigkeiten verursacht.

Behandlung :

- **Medizinischer Notfall:** Verbrennungen dritten Grades erfordern eine sofortige ärztliche Behandlung. Der erste Schritt ist, den Notruf zu wählen oder die nächstgelegene Verbrennungsstation aufzusuchen.
- **Anhaftende Kleidung nicht entfernen:** Wenn die Kleidung geschmolzen oder an der Verbrennung haften geblieben ist, sollten Sie nicht versuchen, sie zu entfernen.
- **Hydratation vermeiden:** Anders als bei weniger schweren Verbrennungen ist es nicht ratsam, eine Verbrennung dritten Grades mit Wasser zu kühlen, da dies die Verletzung verschlimmern oder einen Schock verursachen kann.
- **Schutz vor Infektionen:** Aufgrund der Schwere der Verbrennung ist es entscheidend, sie vor Verunreinigungen zu schützen, bis eine medizinische Behandlung stattfinden kann.

<u>Verlauf und Prognose</u> :
Die Behandlung von Verbrennungen dritten Grades ist oft komplex. Sie erfordert in der Regel einen Krankenhausaufenthalt, chirurgische Eingriffe wie Hauttransplantationen und eine lange Rehabilitationsphase. Das Infektionsrisiko ist sehr hoch und stellt eines der Hauptanliegen bei der Behandlung dar. Narben sind fast immer eine Folge solcher Verbrennungen, und eine physiotherapeutische Behandlung kann erforderlich sein, um die Mobilität in dem betroffenen Bereich aufrechtzuerhalten. Außerdem kann aufgrund der psychologischen Auswirkungen solcher Verletzungen eine psychologische Unterstützung oder Therapie für den Patienten von Vorteil sein.

Verbrennungen dritten Grades sind zwar schwer und oft traumatisch, aber nicht unüberwindbar. Mit medizinischen Fortschritten, der Unterstützung von Pflegeteams und der Widerstandsfähigkeit des Patienten ist eine, wenn auch langwierige, Heilung möglich.

• **Verbrennungen vierten Grades**

Verbrennungen vierten Grades sind die schwersten und tiefsten aller Klassifikationen von Verbrennungen. Sie betreffen nicht nur alle Hautschichten, sondern erstrecken sich auch auf die darunter liegenden Strukturen wie Muskeln, Sehnen und manchmal sogar bis zu den Knochen.

<u>Eigenschaften</u> :
Die Schwere von Verbrennungen vierten Grades wird durch die folgenden Symptome deutlich:

- Verkohlte Haut, die schwarz oder kohleähnlich sein kann.
- Harte oder knusprige Textur des betroffenen Bereichs.
- Völliger Mangel an Empfindungsfähigkeit aufgrund der vollständigen Zerstörung der Nerven.

In einigen Fällen kann der Knochen sichtbar sein.

Häufige Ursachen :
Diese Verbrennungen können durch einen Stromschlag, längeren Kontakt mit Flammen oder stark ätzenden Chemikalien und manchmal sogar durch extrem kalte Temperaturen (tiefe Erfrierungen) verursacht werden.

Behandlung :
   Dringende medizinische Intervention : Bei einer Verbrennung vierten Grades ist eine medizinische Notversorgung absolut entscheidend. Die Person muss sofort in ein Zentrum gebracht werden, das auf die Behandlung von Verbrennungen spezialisiert ist.
   Vermeiden Sie es, die Verbrennung zu berühren oder zu versuchen, sie zu behandeln: Angesichts der Schwere der Verletzung ist es am besten, nicht-professionelle Eingriffe zu vermeiden.
   Vermeiden Sie Wasser: Wie bei Verbrennungen dritten Grades sollte man nicht versuchen, die Verbrennung mit Wasser zu kühlen.
   Bereich abdecken: Wenn möglich, die Verbrennung mit einem sterilen Tuch oder einem sauberen Verband abdecken, um sie bis zur ärztlichen Versorgung zu schützen.

Verlauf und Prognose :
Bei Verbrennungen vierten Grades handelt es sich um komplexe Verletzungen, die mehrere chirurgische Eingriffe erfordern, darunter Amputationen oder Knochentransplantationen. Selbst bei einer angemessenen medizinischen Behandlung können die Folgen dauerhaft sein, wie z. B. der Funktionsverlust eines Körperteils, tiefe Narben oder Deformationen.

Die Behandlung beschränkt sich nicht auf die akute Phase. Die Patienten benötigen möglicherweise eine lange

Rehabilitation, intensive Physiotherapie und psychologische Unterstützung, um das Trauma der Verletzung zu überwinden.

Angesichts einer Verbrennung dieser Größenordnung liegt der Schwerpunkt nicht nur auf der körperlichen Heilung, sondern auch auf der psychologischen und sozialen Betreuung des Patienten, um ihm zu helfen, sich wieder in die Gesellschaft einzugliedern und eine gewisse Normalität in sein Leben zu bringen. Resilienz, familiäre Unterstützung und ein engagiertes medizinisches Team sind entscheidend, um auf dem langen Weg der Genesung zu navigieren.

Häufige Ursachen schwere Verbrennungen

Schwere Verbrennungen können aus verschiedenen Gründen auftreten, aber einige Ursachen sind häufiger als andere. Das Verständnis dieser Ursachen ist nicht nur für die Behandlung, sondern auch für die Vorbeugung von entscheidender Bedeutung.

Flammen und Feuer :

Unfälle im Haushalt: Sie können durch Küchenbrände, umgestoßene Kerzen oder den unachtsamen Umgang mit Brennstoffen verursacht werden.

Unfälle in der Industrie : Unkontrollierte Explosionen oder Brände in Industrieanlagen können zu schweren Verbrennungen bei den Arbeitern führen.

Fahrzeuge: Unfälle mit Autos oder anderen Fahrzeugen können manchmal Brände verursachen, bei denen die Opfer hellen Flammen ausgesetzt sind.

Heiße Flüssigkeiten (Verbrühung) :
  Häufig im Zusammenhang mit Haushaltsunfällen wie dem Verschütten von kochendem Wasser, Suppen oder Speiseöl.
  In industriellen Umgebungen kann auch d a s Austreten von unter Druck stehenden Flüssigkeiten oder Dämpfen zu Verbrennungen führen.
Chemikalien :
  Säuren und Basen: Vor allem in Laboren, Industrieanlagen oder sogar einigen Haushaltsprodukten zu finden.
  Reagenzien: Einige Chemikalien können heftig reagieren, wenn sie mit anderen Stoffen in Kontakt kommen oder wenn sie Luft oder Wasser ausgesetzt werden.
  Giftige Gase : Das Einatmen von chemischen Gasen kann die inneren Atemwege verbrennen.
Stromschlag :
  Haushaltsunfälle: Verursacht durch fehlerhafte Elektroinstallationen oder den unsicheren Umgang mit Elektrogeräten.
  Unfälle in der Industrie : Arbeitnehmer können mit Hochspannungsleitungen oder unter Spannung stehenden Geräten in Berührung kommen.
Strahlung :
  Längerer Aufenthalt in der Sonne: Dies kann zu Verbrennungen führen, insbesondere in sehr sonnigen Umgebungen oder bei Exposition ohne angemessenen Schutz.
  Ionisierende Strahlung : In sehr speziellen Kontexten, z. B. bei der industriellen Radiografie oder bestimmten medizinischen Verfahren, kann eine ungeschützte Exposition zu Verbrennungen führen.

Kontakt mit extrem heißen Oberflächen :
Dazu können Öfen, Bügeleisen, Auspuffrohre von Motoren oder andere beheizte Oberflächen gehören.

Extreme Kälte (Erfrierungen) :
Obwohl sie nicht immer als "Verbrennungen" im herkömmlichen Sinne eingestuft werden, handelt es sich bei Erfrierungen technisch gesehen um Verbrennungen, die durch Kälte verursacht werden. Sie können auftreten, wenn man längere Zeit ohne ausreichenden Schutz eisigen Temperaturen ausgesetzt ist.

Die Kenntnis der häufigsten Ursachen für schwere Verbrennungen ist für Krankenpfleger von entscheidender Bedeutung, da sie eine schnelle Einschätzung der Situation, eine angemessene Behandlung und die Vermeidung möglicher Komplikationen ermöglicht. Aber auch über die Behandlung hinaus ist die Aufklärung über diese Ursachen ein starkes Instrument zur Prävention und zur Verringerung der Zahl der Unfälle, die mit Verbrennungen zusammenhängen.

Pathophysiologie von Verbrennungen

Die Pathophysiologie von Verbrennungen beschreibt die Veränderungen und biologischen Mechanismen, die nach einer Verbrennung auf zellulärer und systemischer Ebene auftreten. Dieses Wissen ist grundlegend für das Verständnis der Schwere von Verbrennungen sowie für die Erstellung eines wirksamen Behandlungsplans.

Sofortige Reaktion (lokale Entzündungsreaktion) :
Initiale Vasokonstriktion: Unmittelbar nach der Verbrennung ziehen sich die Blutgefäße in

der betroffenen Stelle vorübergehend zusammen.

Vasodilatation: Schnell folgt eine Erweiterung der Blutgefäße, was zu Rötung, Hitze und Ödemen führt.

Freisetzung von Entzündungsmediatoren: Geschädigte Zellen setzen Substanzen wie Histamine, Zytokine und Prostaglandine frei, die die Entzündungsreaktion verstärken.

Zellschäden :

Protein-Denaturierung: Hitze bewirkt, dass zelluläre Proteine gerinnen, was zum Zelltod führt.

Membranzerfall: Die Zellmembran kann kompromittiert werden, was zur Freisetzung von Enzymen und anderen intrazellulären Komponenten in das umliegende Gewebe führt.

Verbrennungszonen (nach Jacksons Theorie der konzentrischen Z   onen) :

Koagulationszone: Sie befindet sich in der Mitte der Verbrennung und ist der am stärksten geschädigte Bereich, in dem die Zellen abgestorben sind.

Ischämie- (oder Stase-)   Zone : Die Zellen hier sind geschädigt, aber nicht tot. Mit der richtigen Behandlung können sie überleben.

Hyperämiezone: Dies ist der Randbereich, in dem die Zellen durch die Verbrennung beeinträchtigt wurden, sich aber wahrscheinlich ohne Eingreifen erholen werden.

Systemische Reaktion :

Systemische Entzündungsreaktion: Bei großflächigen Verbrennungen ist die Entzündung nicht auf den verbrannten Bereich beschränkt. Entzündungsmediatoren werden in den Kreislauf freigesetzt, was zu einer Entzündungsreaktion im ganzen Körper führen kann.

Beeinträchtigte Immunantwort: Verbrennungen können die Fähigkeit des Körpers, Infektionen zu bekämpfen, beeinträchtigen und so das Risiko von Sekundärinfektionen erhöhen.

Flüssigkeitsungleichgewicht: Schwere Verbrennungen können zu einem erheblichen Flüssigkeitsverlust führen, der eine Rehydratation erforderlich macht.

Langfristige Komplikationen :

Narbenbildung: **Bei der Heilung von** Verbrennungen kann es zu hypertrophen Narben oder Keloiden kommen.

Funktionseinschränkungen: Tiefe Verbrennungen können Sehnen, Muskeln und Gelenke beeinträchtigen und die Beweglichkeit einschränken.

Dyspigmentierung: Verbrannte Stellen können mit einer veränderten Pigmentierung heilen, indem sie entweder dunkler oder heller als die umliegende Haut sind.

Das Verständnis der Pathophysiologie von Verbrennungen ist für Krankenpfleger und andere Angehörige der Gesundheitsberufe von entscheidender Bedeutung. Es hilft ihnen, die Bedürfnisse des Patienten vorauszusehen, mögliche Komplikationen zu überwachen und effektive Pflegestrategien zur Verbesserung der Ergebnisse zu entwickeln.

Kapitel 3:
ROLLE DES KRANKENPFLEGERS: ERSTER KONTAKT UND ANFANGSBEWERTUNG

Begrüßung des Patienten: Erster Blick und psychologische Unterstützung

Die Aufnahme eines Patienten, der eine Verbrennung erlitten hat, ist ein entscheidender Moment in seiner Behandlung. Der erste Kontakt mit dem Pflegepersonal kann die Wahrnehmung des Patienten über seine Situation und seinen emotionalen Zustand erheblich beeinflussen. In diesem Zusammenhang ist die Rolle des Krankenpflegers von entscheidender Bedeutung.

Ersteinschätzung :
- **Sicherheit:** Der erste Schritt besteht darin, sicherzustellen, dass der Patient sicher ist und dass die Ursache der Verbrennung beseitigt wurde.
- **Medizinische Beurteilung: Zunächst** muss der Krankenpfleger rasch den Schweregrad der Verbrennung, die Atemwege, die Atmung, den Kreislauf und den Grad der Schmerzen beurteilen.

Einfühlsame Kommunikation :
- **Augenkontakt herstellen:** Ein beruhigender Augenkontakt kann helfen, ein Vertrauensverhältnis aufzubauen.
- **Aktives Zuhören:** Der Krankenpfleger sollte dem Patienten aufmerksam zuhören und ihm

die Möglichkeit geben, seine Sorgen und Schmerzen zu äußern.

Körpersprache: Eine offene und aufmerksame Körperhaltung zeigt dem Patienten, dass man sich um ihn kümmert und ihm zuhört.

Psychologische Unterstützung :

Rückversicherung: Informieren Sie den Patienten, dass alles getan wird, um ihn zu behandeln. Klarheit über die bevorstehenden Schritte kann die Angst mindern.

Validierung: Erkennen Sie den Schmerz und die Not des Patienten, ohne seine Gefühle zu verharmlosen.

Orientierung: Dem Patienten erklären, wo er sich befindet, was als Nächstes passieren wird und wer zur Unterstützung anwesend ist.

Beurteilung des mentalen Wohlbefindens :

Schnellscreening: Schnelles Erkennen von Anzeichen akuter emotionaler oder psychologischer Not, wie z. B. Unruhe, Verwirrung oder Apathie.

Unterstützung durch das Team: Beziehen Sie bei Bedarf Psychologen oder Psychiater ein, um emotionale Traumata zu beurteilen und zu intervenieren.

Familie und Verwandte :

Kommunikation: Informieren Sie die Familie über den Zustand des Patienten und das weitere Vorgehen.

Unterstützung: Erkennen und reagieren Sie auf die emotionale Notlage der Angehörigen, die möglicherweise ebenfalls Unterstützung benötigen.

Langzeitbeobachtung :

Therapie: Schwere Verbrennungen können zu einem Post-Verbrennungstrauma führen. Eine

Therapie kann bei der Bewältigung von Stress, Depressionen oder anderen emotionalen Reaktionen helfen.

Selbsthilfegruppen: Selbsthilfegruppen können eine Plattform für Brandopfer bieten, um ihre Erfahrungen und Herausforderungen auszutauschen.

Die Aufnahme eines Patienten mit Verbrennungen ist weit mehr als eine einfache medizinische Beurteilung. Sie ist der Beginn einer vertrauensvollen Beziehung, emotionale Unterstützung und die Bestätigung, dass sich der Patient in einer Umgebung befindet, in der er gepflegt, respektiert und während seiner gesamten Genesung unterstützt wird.

Bewertung der Schwere: Körperoberfläche und Tiefe

Die Bestimmung des Schweregrads einer Verbrennung ist entscheidend, um das therapeutische Management zu lenken und mögliche Komplikationen vorherzusehen. Dabei sind zwei wesentliche Aspekte zu berücksichtigen: das Ausmaß der Verbrennung, das häufig als Prozentsatz der verbrannten Gesamtkörperoberfläche (TKO) ausgedrückt wird, und die Tiefe der Verbrennung.

Bewertung der betroffenen Körperoberfläche :

9er-Regel: Eine häufig verwendete Technik zur schnellen Schätzung der verbrannten TBS bei Erwachsenen. Die Körperoberfläche wird in mehrere Regionen unterteilt, von denen jede ungefähr 9 % (oder ein Vielfaches von 9 %) des gesamten TBS ausmacht.

Kopf und Hals: 9 %.

Jeder Arm: 9%

Thorax: 18 %

Rücken: 18 %.

Jedes Bein: 18 %.

Perinealregion: 1

Palmar Method: Verwendet die Fläche der Handfläche des Patienten (ohne Berücksichtigung der Finger) als etwa 1 % des SCT.

Pädiatrie: Die Proportionen sind bei Kindern unterschiedlich. Daher werden spezielle Karten (wie das Diagramm von Lund und Browder) verwendet, um die verbrannte SCT bei Kindern zu schätzen.

Beurteilung der Tiefe der Verbrennung :

Verbrennung ersten Grades :

Betrifft nur die Epidermis.

Rötung, Schmerzen, leichte Schwellung.

Heilung innerhalb weniger Tage ohne Narbenbildung.

Verbrennung zweiten Grades :

Betrifft die Epidermis und einen Teil oder die gesamte Dermis.

Kann oberflächlich (rot, schmerzhaft, Blasenbildung) oder tief (weißliches oder gesprenkeltes Aussehen, weniger schmerzhaft) sein.

Benötigt Pflege, um Infektionen zu vermeiden und die Narbenbildung zu verringern.

Verbrennung dritten Grades :

Vollständige Zerstörung der Epidermis und der Dermis.

Lederartiges Aussehen, weiß, braun oder schwärzlich.

Unempfindlich gegenüber Berührungen. Benötigt oft eine Hauttransplantation.

33

Verbrennung vierten Grades :
Dringt bis zu den subkutanen Strukturen wie Muskeln, Sehnen und sogar Knochen vor.
Verkohltes   Aussehen.
Operation und langfristige Rehabilitation oft erforderlich.
Berücksichtigung von erschwerenden Faktoren :

Lokalisation: Verbrennungen im Gesicht, an den Händen, Füßen, Gelenken oder im Genitalbereich können besondere Aufmerksamkeit erfordern.

Alter: Bei Kindern und älteren Menschen kann die Reaktion schwerer ausfallen und die Erholung langsamer verlaufen.

Andere Traumata: Bei Patienten mit Verbrennungen in Verbindung mit anderen Traumata, wie z. B. Knochenbrüchen, kann es zu erhöhten Komplikationen kommen.

Zugrunde liegende medizinische Bedingungen : Krankheiten wie Diabetes oder Herz-Kreislauf-Erkrankungen können die Schwere der Verbrennung und das Ansprechen auf die Behandlung beeinflussen.

Die Fähigkeit, das Ausmaß und die Tiefe einer Verbrennung genau zu beurteilen, ist für die Festlegung eines optimalen Behandlungsplans von entscheidender Bedeutung. Sie ermöglicht es, den Flüssigkeitsbedarf anzupassen, chirurgische Eingriffe vorauszusehen und die Krankenpfleger während der gesamten Genesung anzuleiten.

Erstellen eines anfänglichen Pflegeplans

Die Erstellung eines Erstversorgungsplans für einen Patienten mit Verbrennungen ist ein entscheidender Schritt, der nicht nur die unmittelbaren Maßnahmen, sondern auch die mittel- und langfristige Versorgung bestimmt. Dieser Plan wird auf der Grundlage der vorherigen Beurteilung des Schweregrads und der spezifischen Bedürfnisse des Patienten erstellt.

Anfängliche Stabilisierung :

ABC (Airway, Breathing, Circulation) : Vor jeder anderen Intervention ist es entscheidend, die Atemwege zu patentieren, die Atmung zu überprüfen und den Kreislauf zu beurteilen.

Schmerzbehandlung: Verabreichen Sie Schmerzmittel je nach Schwere der Schmerzen.

Anfangsbilanz: Führen Sie eine Bilanz der Vitalfunktionen, des Blutzuckers und anderer Parameter je nach klinischem Zustand durch.

Bewertung und Pflege von Verbrennungen :

Reinigung: Kleidung und Schmutz entfernen, die verbrannte Stelle vorsichtig reinigen.

Auftragen einer antibiotischen Salbe: Um Infektionen vorzubeugen und die Haut mit Feuchtigkeit zu versorgen.

Verband: Verwenden Sie sterile Verbände, die dem Schweregrad und der Stelle der Verbrennung entsprechen.

Rehydrierung :

Berechnung des Flüssigkeitsbedarfs: Basierend auf der verbrannten SCT, dem Alter und dem Gewicht des Patienten.

Wahl des gelösten Stoffes: Elektrolytlösungen wie Ringerlaktat werden häufig verwendet.

- **Überwachung:** Engmaschig auf Anzeichen von Über- oder Unterwässerung überwachen.
- Verhinderung von Infektionen :
  - **Aseptische Techniken:** Manipulieren Sie Verbrennungen mit sterilen Handschuhen und achten Sie auf eine saubere Umgebung.
  - **Überwachung:** Achten Sie auf Anzeichen von Infektionen, z. B. vermehrte Schmerzen, Rötung, Eiter oder Fieber.
  - **Antibiotika:** Bei Anzeichen einer Infektion oder gemäß dem Protokoll der Einrichtung in Betracht zu ziehen.
- Ernährung :
  - **Bedarfsermittlung:** Patienten mit Verbrennungen haben oft einen erhöhten Kalorienbedarf.
  - **Ernährung:** Fördern Sie eine protein- und kalorienreiche Ernährung.
- Emotionale und psychologische Unterstützung :
  - **Beurteilung:** Erkennen von Anzeichen einer Notlage oder eines Traumas.
  - **Leitlinie:** Je nach den Bedürfnissen des Patienten Psychologen oder Sozialarbeiter einbeziehen.
- Kommunikation :
  - **Mit dem Team:** Sorgen Sie für eine gute Informationsweitergabe zwischen den verschiedenen Pflegeteams.
  - **Mit dem Patienten und der Familie:** Halten Sie den Patienten und seine Angehörigen über Interventionen, Entwicklungen und Perspektiven auf dem Laufenden.
- Kurzfristige Planung :
  - Regelmäßige **Bewertungen:** Planen Sie regelmäßige Bewertungen der Verbrennung, der Schmerzen, der Ernährung usw. ein.

Physiotherapie: So früh wie möglich beginnen, um Schrumpfungen vorzubeugen und die Beweglichkeit zu fördern.

Die Erstellung eines anfänglichen Pflegeplans ist ein dynamischer Prozess, der einer ständigen Neubewertung und Anpassung bedarf. Die aktive Beteiligung des Krankenpflegers mit seiner klinischen Kompetenz und seinem Einfühlungsvermögen ist von grundlegender Bedeutung für eine optimale Versorgung des Patienten mit Verbrennungen.

Kapitel 4:
SPEZIELLE TECHNIKEN UND PFLEGE

Desinfektion und Reinigung
der Brandwunde

Die Desinfektion und Reinigung von Brandwunden sind grundlegende Schritte, um infektiösen Komplikationen vorzubeugen, die Heilung zu fördern und das Risiko unerwünschter Narbenbildung zu verringern. Diese Eingriffe erfordern ein hohes Maß an Fachwissen, da sie schonend durchgeführt werden müssen, um eine Verschlimmerung bestehender Gewebeschäden zu vermeiden.

- Ersteinschätzung :
  - **Sichtprüfung:** Auf Trümmer, Kleidung, Ruß oder andere Verunreinigungen achten.
  - **Beurteilung der Sensibilität: Verstehen des** Schmerzniveaus des Patienten, um die Analgesie anzupassen.
- Vorbereitung des Patienten :
  - **Analgesie:** Verabreichen Sie vor Beginn der Reinigung Analgetika, um das Wohlbefinden des Patienten zu gewährleisten. Die Analgesie kann systemisch, topisch oder eine Kombination aus beiden sein.
  - **Erläuterung:** Informieren Sie den Patienten darüber, was Sie tun werden, um die Angst zu verringern.
- Reinigungstechnik :
  - **Verwendung von lauwarmem   Wasser:** Das Wasser sollte eine angenehme Temperatur

haben, um einen zusätzlichen Hitzeschock zu vermeiden.

Sanfte Reinigung: Verwenden Sie eine sterile Salzlösung oder einen milden Reiniger, um Rückstände oder Ruß vorsichtig zu entfernen. Die Bewegungen sollten behutsam sein, um die Verletzung nicht zu verschlimmern.

Vermeiden Sie Reibung : Reiben Sie nicht an der Brandwunde. Dies könnte zu weiteren Schäden führen.

Desinfektion :

Antiseptische Mittel: Es können Lösungen wie Povidon-Jod oder Chlorhexidin verwendet werden. Einige Antiseptika können jedoch die Wundheilung verzögern, daher ist es wichtig, dass Sie die Empfehlungen der Einrichtung befolgen.

Antibiotische Salben: Können nach der Reinigung aufgetragen werden, um eine Infektion zu verhindern.

Spülen :

Nach der Reinigung und Desinfektion spülen Sie die Brandwunde gründlich mit sterilem Wasser oder Kochsalzlösung ab, um alle Rückstände zu entfernen.

Trocknen :

Tupfen Sie vorsichtig: Verwenden Sie ein weiches Tuch oder eine sterile Gaze, um die Verbrennung zu trocknen. Vermeiden Sie Reibung.

Vorbereitung für den Verband : Achten Sie darauf, dass die Stelle trocken ist, bevor Sie den Verband anlegen, um Mazeration zu vermeiden.

Überwachung :

Anzeichen einer Infektion: Beobachten Sie den Bereich nach der Reinigung regelmäßig auf

Anzeichen einer Infektion wie zunehmende Rötung, Eiter, fauligen Geruch oder Fieber beim Patienten.

Die Desinfektion und Reinigung von Brandwunden sind wesentliche Schritte, die Gründlichkeit und Feingefühl erfordern. Die Kompetenz des Krankenpflegers in diesem Verfahren ist von entscheidender Bedeutung, um eine optimale Heilung zu gewährleisten und mögliche Komplikationen zu verringern.

Das Debridement:
Bedeutung und Methoden

Das Debridement ist ein wesentlicher medizinischer Vorgang bei der Behandlung von Verbrennungen, da es nekrotisches (abgestorbenes) und kontaminiertes Gewebe von der Verbrennungsoberfläche entfernt. Die Entfernung dieses Gewebes fördert die Heilung, verringert das Infektionsrisiko und verbessert das ästhetische Erscheinungsbild der endgültigen Narbe. Dies ist ein heikler Schritt, der Fachwissen und Präzision erfordert.

- Die Bedeutung des Debridement :
  - **Vorbeugung von Infektionen :** Nekrotisches Gewebe kann zu einem Nährboden für Bakterien werden.
  - **Fördert die Heilung:** Durch das Entfernen von nicht lebensfähigem Gewebe fördert das Debridement das Wachstum von neuem, gesundem Gewebe.
  - **Reduzierte** Narbenbildung: Ein angemessenes Debridement kann die Bildung von unschönen oder zusammengezogenen Narben minimieren.
- Debridement-Methoden :
  - Chirurgisches Débridement :

Dies ist die schnellste und häufigste Methode.

Sie beinhaltet die Verwendung von chirurgischen Instrumenten, um das nekrotische Gewebe mechanisch zu entfernen.

Dieses Verfahren kann eine örtliche Betäubung oder eine Vollnarkose erfordern.

Enzymatisches Débridement :

Bei dieser Methode werden topische Enzyme verwendet, um das nekrotische Gewebe aufzulösen.

Sie ist weniger invasiv als das chirurgische Debridement und wird häufig bei Verbrennungen mit kleinerer Oberfläche oder als Ergänzung zur Operation eingesetzt.

Autolytisches Débridement :

Es handelt sich um eine natürliche Methode, bei der die körpereigenen Enzyme des Patienten genutzt werden.

Okklusions- oder Hydrogelverbände werden verwendet, um eine feuchte Umgebung aufrechtzuerhalten und so die Autolyse des nekrotischen Gewebes zu fördern.

Dies ist ein langsameres Verfahren, das jedoch weniger schmerzhaft und invasiv ist.

Mechanisches Débridement :

Es kann sein, dass man eine feuchte Gaze verwendet, die man auf der Verbrennung trocknen lässt und dann abzieht, wobei das nekrotische Gewebe beim Abziehen mitgerissen wird.

41

Obwohl diese Methode einfacher ist, kann sie schmerzhaft sein und auch gesundes Gewebe entfernen.

- Biologisches Débridement :
Verwendet sterilisierte M a d e n bestimmter Fliegenarten, um nekrotisches Gewebe zu zersetzen und zu verzehren, ohne dabei lebendes Gewebe zu schädigen.

Dies ist eine wirksame Methode, die jedoch aufgrund ihrer Natur möglicherweise nicht von allen Patienten gut angenommen wird.

- Pflege nach dem Debridement :

Verbände: Je nach Debridementmethode sind spezielle Verbände erforderlich, um den Bereich zu schützen, die Heilung zu fördern und Infektionen zu verhindern.

Schmerzkontrolle: Das Debridement kann schmerzhaft sein. Es ist von entscheidender Bedeutung, die Schmerzen des Patienten proaktiv zu überwachen und zu behandeln.

Überwachung auf Anzeichen einer Infektion: Trotz des Débridements bleibt das Risiko einer Infektion bestehen. Daher ist es von entscheidender Bedeutung, den behandelten Bereich sorgfältig zu beobachten.

Das Debridement spielt, wenn es richtig und zum richtigen Zeitpunkt durchgeführt wird, eine entscheidende Rolle bei der Behandlung von Verbrennungen. Die Wahl der Methode hängt von der Schwere der Verbrennung, ihrer Lokalisation sowie den Vorlieben und Bedürfnissen des Patienten ab. Die Kompetenz des Krankenpflegers in diesem Bereich ist entscheidend, um die bestmögliche Versorgung zu gewährleisten und eine optimale Heilung zu fördern.

Umgang mit Schmerzen: Medikamente und nicht-medikamentöse Methoden

Die Schmerzbehandlung ist ein zentrales Thema bei der Behandlung von Patienten mit schweren Verbrennungen. Sie erfordert einen ganzheitlichen Ansatz, der pharmakologische und nicht-pharmakologische Maßnahmen kombiniert, um eine optimale Linderung zu bieten und die Heilung zu fördern.

Medikamente zur Schmerzbehandlung :
Nicht-opioide Analgetika :
Paracetamol (Acetaminophen): Es wird häufig bei leichten bis mäßigen Schmerzen eingesetzt.
NSAR (wie Ibuprofen): Sie können Schmerzen und Entzündungen reduzieren. Sie sollten jedoch bei einigen Patienten aufgrund möglicher Nebenwirkungen mit Vorsicht angewendet werden.
Opiate :
Morphin, Fentanyl, Oxycodon: Diese Medikamente werden bei mäßigen bis starken Schmerzen eingesetzt. Sie müssen aufgrund ihrer Nebenwirkungen und des Risikos einer Abhängigkeit unter strenger Aufsicht verabreicht werden.
Adjuvante Analgetika :
Einige Antikonvulsiva und Antidepressiva können zur Ergänzung der Schmerzbehandlung eingesetzt werden, insbesondere bei neuropathischen Schmerzen.

Lokalanästhetika :

Lidocain, Bupivacain: Diese Medikamente können in topischer oder injizierbarer Form verwendet werden, um einen bestimmten Bereich zu betäuben.

Nicht-medikamentöse Methoden :

Physikalische Therapien :

Hydrotherapie: Lauwarmes Wasser kann bei der Reinigung von Wunden helfen und gleichzeitig eine Schmerzlinderung bewirken.

Physiotherapie: Kontrollierte Bewegung kann Kontrakturen vorbeugen und bei der Schmerzbewältigung helfen.

Entspannungs- und Ablenkungstechniken :

Meditation und tiefes Atmen: Diese Techniken können helfen, Körper und Geist zu entspannen und so die Wahrnehmung von Schmerzen zu verringern.

Musiktherapie: Das Hören von Musik kann ein hervorragendes Mittel zur Ablenkung sein und auch eine beruhigende Wirkung haben.

Kunsttherapie: Zeichnen, Malen oder Ton modellieren kann dem Patienten helfen, seine Gefühle auszudrücken und gleichzeitig von den Schmerzen abzulenken.

Psychologische Interventionen :

Kognitive Verhaltenstherapie: Dieser Ansatz kann dem Patienten helfen, Strategien zur Bewältigung der Schmerzen zu entwickeln.

Hypnotherapie: Manche Patienten finden durch Hypnose Linderung.

Komplementäre Therapien :

Akupunktur und Akupressur: Diese Techniken können helfen, Schmerzen zu lindern, indem sie bestimmte Punkte am Körper stimulieren.

Massage: Dies kann die Muskeln entspannen und die Durchblutung verbessern, was zur Schmerzlinderung beiträgt.

Die Behandlung von Schmerzen bei Patienten mit Verbrennungen ist eine komplexe Aufgabe, die einen individuellen Ansatz erfordert. Eine Kombination aus Medikamenten und nichtmedikamentösen Methoden ist oft der Schlüssel, um das Wohlbefinden des Patienten zu gewährleisten, die Heilung zu fördern und langfristige Komplikationen zu verhindern, die mit schlecht behandelten Schmerzen einhergehen.

Verbandstechniken und Hauttransplantationen

Wenn es um die Behandlung von Verbrennungen geht, sind Verbände und Hauttransplantate von grundlegender Bedeutung. Die Wahl des Verbandstyps oder der Transplantationstechnik hängt von der Schwere der Verbrennung, der Lokalisation und dem Allgemeinzustand des Patienten ab.

Verbandstechniken :

Nass-trocken-Verbände: Bei dieser Methode wird eine feuchte Kompresse auf die Verbrennung gelegt, die dann mit einem trockenen Verband abgedeckt wird. Sie ermöglicht es, die Wunde beim Verbandswechsel zu reinigen.

Hydrokolloid-Pflaster: Bestehen aus einer gelbildenden Matrix und halten ein feuchtes Milieu aufrecht, das die Heilung fördert und gleichzeitig vor Infektionen schützt.

Hydrogel-Pflaster: Diese Pflaster bestehen hauptsächlich aus Wasser und versorgen die Wunde mit wichtiger Feuchtigkeit, was die Heilung und das autolytische Debridement fördert.

Alginatpflaster : Sie werden aus Braunalgen hergestellt, sind besonders saugfähig und eignen sich für exsudierende Wunden.

Silberhaltige Pflaster : Silber ist ein antimikrobieller Wirkstoff. Diese Pflaster werden verwendet, um Infektionen in Brandwunden zu verhindern oder zu behandeln.

Polyurethanfolien: Dies sind semipermeable Verbände, die den Gasaustausch ermöglichen und gleichzeitig Feuchtigkeit zurückhalten, geeignet für oberflächliche Verbrennungen.

Hauttransplantationen :

Autologe Transplantate :

Dünne Epidermis-Transplantate: Entnahme einer dünnen Schicht der Epidermis vom Patienten selbst. Sie werden häufig bei großen verbrannten Flächen verwendet.

Transplantate in voller Dicke: Sie umfassen die Epidermis und einen Teil der Dermis. Sie bieten ein besseres ästhetisches und funktionelles Ergebnis, aber der Spenderbereich muss ebenfalls transplantiert oder vernäht werden.

Allotransplantat: Gewebe, das von einem menschlichen Spender entnommen wurde und häufig als vorübergehende Lösung bis zum

Erhalt eines autologen Transplantats verwendet wird.

Xenotransplantate: Gewebe, das von Tieren, meist Schweinen, entnommen wird. Sie werden aufgrund des Abstoßungsrisikos als vorübergehende Lösung verwendet.

Synthetische Transplantate :

Integra: Ein Hautersatz, der eine Kollagenschicht für die Dermis und eine Silikonmembran für die temporäre Epidermis besitzt.

Dermagraft: Wird aus menschlichen Fibroblasten hergestellt und soll bei der Regeneration der Dermis helfen.

Kulturen von Keratinozyten : Bei Patienten mit großflächigen Verbrennungen können Hautzellen im Labor gezüchtet und anschließend auf die Wunde aufgetragen werden.

Die Beherrschung von Verbandstechniken und Hauttransplantationen ist für die optimale Heilung von Verbrennungspatienten von entscheidender Bedeutung. Da jeder Patient einzigartig ist, ist es von entscheidender Bedeutung, die Therapiewahl regelmäßig zu bewerten und zu überprüfen, um sie an die sich ändernden Bedürfnisse der Wunde und des Patienten anzupassen. Die multidisziplinäre Zusammenarbeit zwischen Krankenpflegern, Chirurgen und anderen Gesundheitsfachkräften ist von entscheidender Bedeutung, um die bestmögliche Versorgung zu gewährleisten.

Kapitel 5:
ERNÄHRUNGSPOLITISCHE
HERAUSFORDERUNGEN
UND METABOLISCH

Den Katabolismus nach der Verbrennung verstehen

Der Katabolismus nach einer Verbrennung bezieht sich auf die Beschleunigung des Stoffwechsels, die nach einer schweren Verbrennung eintritt. Er ist eine komplexe physiologische Reaktion, an der viele Körpersysteme beteiligt sind, und sein Verständnis ist entscheidend für die optimale Behandlung von Patienten mit Verbrennungen.

- Die Grundlagen des Katabolismus :
    - Katabolismus ist der Prozess, bei dem komplexe Moleküle im Körper in einfachere Moleküle zerlegt werden, wodurch Energie freigesetzt wird. Im Kontext nach einer Verbrennung wird dieser Prozess beschleunigt, was zu einem verstärkten Muskelabbau und anderen systemischen Effekten führt.
- Auslöser des Katabolismus nach der Verbrennung :
    - **Entzündung:** Eine Verbrennung löst eine intensive Entzündungsreaktion aus, bei der Zytokine und andere entzündungsfördernde Mediatoren freigesetzt werden. Diese Stoffe regen den Katabolismus an.
    - **Stress:** Eine Verbrennung ist eine schwere Form des Traumas für den Körper und führt zur Ausschüttung von Stresshormonen wie Cortisol, die auch den Katabolismus fördern.

Erzwungenes Fasten: Unbehagen und Schmerzen können die Nahrungsaufnahme des Patienten verringern und so zum Katabolismus beitragen.

Folgen des Katabolismus nach der Verbrennung :

Muskelverlust: Der verstärkte Abbau von Proteinen führt zu einem deutlichen Muskelverlust und beeinträchtigt die Kraft und Beweglichkeit des Patienten.

Organatrophie: Wie die Muskeln können auch die Organe als Reaktion auf den katabolen Zustand eine Atrophie erleiden.

Verzögerte Heilung: Ein längerer kataboler Zustand kann die Fähigkeit des Körpers, sich wirksam zu heilen, beeinträchtigen.

Metabolische Komplikationen: Dazu gehören Hyperglykämie, metabolische Azidose und andere Ungleichgewichte.

Interventionen, um dem Katabolismus entgegenzuwirken :

Ernährung: Eine angemessene Kalorien- und Proteinzufuhr ist von entscheidender Bedeutung. Häufig wird die enterale Ernährung bevorzugt, bei der die Nahrung über eine Sonde direkt in den Magen oder den Darm geleitet wird.

Anabole Wirkstoffe : Einige Medikamente können helfen, katabolen Effekten entgegenzuwirken, obwohl ihre Verwendung eine sorgfältige Beurteilung erfordert.

Physikalische Therapie: Frühe Mobilisierung und Physiotherapie können helfen, einen übermäßigen Muskelabbau zu verhindern.

Schmerzkontrolle: Ein gutes Schmerzmanagement kann die Nahrungsaufnahme und die Mobilisierung fördern und so den Katabolismus verringern.

Der Katabolismus nach einer Verbrennung ist eine große Herausforderung bei der Behandlung von Patienten mit Verbrennungen. Krankenpfleger und das medizinische Team müssen wachsam und proaktiv sein, um die Anzeichen eines erhöhten katabolen Zustands zu erkennen und angemessen einzugreifen. Ein frühzeitiges und koordiniertes Eingreifen ist entscheidend, um die Ergebnisse für den Patienten zu verbessern und die mit diesem Zustand verbundenen langfristigen Komplikationen zu verringern.

Wichtigkeit der enteralen und parenteralen Ernährung

Wenn es um die Betreuung von Patienten mit Verbrennungen geht, spielt die Ernährung eine zentrale Rolle im Heilungsprozess. Der Energie- und Proteinbedarf steigt nach einer schweren Verbrennung aufgrund der oben beschriebenen hyperkatabolen Stoffwechselreaktion erheblich an. Die enterale (NE) und parenterale (NP) Ernährung sind zwei wesentliche Methoden, um diesen Bedarf zu decken.

- Enterale Ernährung (NE):
  - **Definition:** NE beinhaltet die Verabreichung von Nährstoffen direkt in den Magen-Darm-Trakt über eine Sonde, die normalerweise durch die Nase in den Magen (nasogastrische Sonde) oder den Dünndarm (nasojejunale Sonde) geführt wird.
  - Vorteile :
    - **Erhaltung der Darmintegrität:** Die Nutzung des Darms hilft, seine Funktion zu erhalten und einer Atrophie der Darmwand vorzubeugen.

- **Geringeres Infektionsrisiko:** Im Gegensatz zur NP ist die NE mit einem geringeren Risiko für systemische Infektionen verbunden.
- **Kosten:** In der Regel günstiger als NP.

Nachteile und Herausforderungen :

- **Verträglichkeit:** Bei einigen Patienten kann es zu Verträglichkeitsproblemen kommen, einschließlich Übelkeit, Erbrechen oder Durchfall.
- **Aspirationsgefahr:** Wenn der Patient regurgitiert, besteht die Gefahr einer Lungenaspiration.

Parenterale Ernährung (NP):

- **Definition:** NP ist die Verabreichung von Nährstoffen über einen zentralen Venenkatheter direkt in den Blutkreislauf.

Vorteile :

- **Nutzen:** Angezeigt bei Patienten, die ihren Magen-Darm-Trakt nicht benutzen können oder wenn NE kontraindiziert ist.
- **Genaue Kontrolle:** Die Zufuhr kann genau angepasst werden, um den spezifischen Bedürfnissen des Patienten gerecht zu werden.

Nachteile und Herausforderungen :

- **Risiko von Infektionen :** NP kann das Risiko von Infektionen erhöhen, insbesondere von katheterbedingten Infektionen.
- **Leberkomplikationen:** Bei längerem Gebrauch von NP kann es zu Leberkomplikationen kommen.
- **Kosten:** In der Regel teurer als NE.

Erwägungen für Patienten mit Verbrennungen :

- **Erhöhter Bedarf:** Patienten mit Verbrennungen haben einen deutlich erhöhten

51

Kalorien- und Proteinbedarf, um die Heilung zu unterstützen und den Katabolismus zu bekämpfen.

Regelmäßige Beurteilung: Es ist wichtig, die Ernährung regelmäßig zu überwachen, um sicherzustellen, dass die Bedürfnisse des Patienten erfüllt werden, und um die Zufuhr entsprechend der Entwicklung des Patienten anzupassen.

Die Ernährung, ob enteral oder parenteral, ist ein Eckpfeiler bei der Behandlung von Patienten mit Verbrennungen. Krankenpfleger und das medizinische Team müssen eng mit Ernährungsberatern zusammenarbeiten, um einen geeigneten Ernährungsplan zu erstellen und umzusetzen, wobei sie den Zustand des Patienten genau überwachen und den Plan bei Bedarf anpassen müssen.

Überwachung und Anpassung des Energiebedarfs

Die Ernährungsversorgung von Patienten mit Verbrennungen ist nicht statisch. Vielmehr ändert sich der Energiebedarf dieser Patienten mit der Veränderung ihres klinischen Zustands. Daher ist es von entscheidender Bedeutung, ihren Ernährungszustand genau zu überwachen und die Energiezufuhr entsprechend anzupassen.

Die Bedeutung der Überwachung :
Die Heilung von Verbrennungen ist ein energieintensiver Prozess. In Kombination mit der hypermetabolischen Reaktion, die durch die Verbrennung hervorgerufen wird, ist der Energiebedarf entsprechend erhöht.

Eine unzureichende Ernährung kann die Heilung verzögern, das Risiko von Infektionen erhöhen und sich negativ auf die Muskelfunktion und die Mobilität auswirken.

Ersteinschätzung :

Kalorienbilanz: Berechnung des grundlegenden Energiebedarfs zuzüglich des zusätzlichen Bedarfs durch die Verbrennung. Es können verschiedene Formeln, wie z. B. die Curreri-Formel, verwendet werden.

Proteinbilanz: Proteine sind für die Gewebereparatur von entscheidender Bedeutung. Eine angemessene Proteinbilanz ist ebenfalls von entscheidender Bedeutung.

Überwachungsmethoden :

Körpergewicht: Ein unerwarteter Gewichtsverlust oder -anstieg kann auf ein Energieungleichgewicht hindeuten.

Stickstoffbilanz: Maß für die Menge an aufgenommenem Stickstoff im Vergleich zu dem, der ausgeschieden wird. Eine negative Stickstoffbilanz lässt auf einen Muskelabbau schließen.

Anthropometrische Messungen: Wie die Hautfalte oder der Muskelumfang, um den Ernährungszustand zu beurteilen.

Laboruntersuchungen: Wie Albumin und Präalbumin, obwohl ihre Werte auch von anderen Faktoren als der Ernährung beeinflusst werden können.

Anpassung der Bedürfnisse :

Neubewertung des Bedarfs: Während der Patient heilt, verringert sich die Fläche der Verbrennung, wodurch der zusätzliche Kalorienbedarf sinkt.

Klinische Reaktionen: Wie eine langsame Wundheilung oder Anzeichen von

Unterernährung, die darauf hindeuten, dass die Nährstoffzufuhr angepasst werden muss.

- **Komplikationen:** Wie Infektionen, die den Energiebedarf erhöhen können.
- **Aktivitätsniveau:** Mobilisierung und Rehabilitation erhöhen den Energieverbrauch.

Koordination mit dem medizinischen Team :

- Die Überwachung und Anpassung der Ernährung ist eine multidisziplinäre Aufgabe. Krankenpfleger, Ärzte, Diätassistenten und Therapeuten müssen zusammenarbeiten, um eine optimale Ernährungsversorgung zu gewährleisten.

Die strenge Überwachung des Energiebedarfs von Patienten mit Verbrennungen und die entsprechende Anpassung sind entscheidend, um die Heilung zu unterstützen, Komplikationen zu verhindern und die Erholung zu fördern. Dabei geht es nicht um einen einzigen Ansatz für alle, sondern um eine individuelle und kontinuierliche Bewertung, um den spezifischen Bedürfnissen jedes einzelnen Patienten gerecht zu werden.

Kapitel 6:
KOMPLIKATIONEN
UND IHR UMGANG DAMIT

Infektionen: Vorbeugung und Behandlung

Patienten mit Verbrennungen sind aufgrund des Verlusts der ersten Verteidigungslinie des Körpers - der Haut - besonders anfällig für Infektionen. Darüber hinaus erhöhen die mit der Verbrennung verbundene Entzündungsreaktion sowie die für die Behandlung erforderlichen invasiven Eingriffe dieses Risiko noch weiter. Daher ist es von größter Bedeutung, Infektionen bei diesen Patienten vorzubeugen und schnell zu behandeln.

Warum sind Patienten mit Verbrennungen gefährdet?

Beeinträchtigte Hautbarriere: Die Haut dient als Barriere gegen Krankheitserreger. Eine Verbrennung zerstört diese Barriere, wodurch das darunter liegende Gewebe ungeschützt und verletzlich wird.

Immunsuppression: Die Immunantwort kann nach einer Verbrennung geschwächt sein, z. B. durch Stress, chirurgische Eingriffe und bestimmte Medikamente.

Krankenhausumgebung: Bei längerem Aufenthalt im Krankenhaus ist der Patient nosokomialen Krankheitserregern ausgesetzt.

Verhinderung von Infektionen :

Strenge Hygiene: Händewaschen ist für das Pflegepersonal, Patienten und Besucher unerlässlich.

- **Sterile Pflege:** Wunden müssen unter sterilen Bedingungen gereinigt, desinfiziert und verbunden werden.
- **Isolation: Je** nach Schwere der Verbrennung und dem Zustand des Patienten kann eine Isolation empfohlen werden.
- **Überwachung:** Eine regelmäßige Überwachung auf Anzeichen einer Infektion (Rötung, Hitze, Eiter, Fieber) ist entscheidend.
- **Antibiotikaprophylaxe:** Der vorbeugende Einsatz von Antibiotika kann in einigen Fällen in Betracht gezogen werden, obwohl dies aufgrund des Risikos bakterieller Resistenzen umstritten sein kann.

Anzeichen und Symptome einer Infektion :
- **Lokal:** Rötung, Hitze, Ödeme, Eiter, verzögerte Wundheilung.
- **Systemisch:** Fieber, Schüttelfrost, Tachykardie, Hypotonie.

Behandlung von Infektionen :
- **Erregeridentifizierung:** Entnahme von Kulturen zur Bestimmung des Erregers und seiner Empfindlichkeit gegenüber Antibiotika.
- **Antibiotikatherapie:** Die Wahl des Antibiotikums sollte auf den Ergebnissen der Kulturen basieren und entsprechend angepasst werden.
- **Hämodynamische Unterstützung:** Bei einer Sepsis ist die Aufrechterhaltung des Blutdrucks und der Organperfusion von entscheidender Bedeutung.
- **Chirurgischer Eingriff:** In einigen Fällen ist ein chirurgisches Debridement des infizierten Gewebes erforderlich.
- **Optimierte Wundversorgung :** Gewährleistung einer angemessenen

Wundversorgung, um die Heilung zu fördern und die bakterielle Belastung zu verringern.

Bakterielle Resistenz :

Eine wachsende Herausforderung : Der übermäßige Einsatz von Antibiotika kann zur Entstehung resistenter Stämme führen.

Vorbeugende Maßnahmen: Beschränken Sie den Einsatz von Antibiotika auf das absolut Notwendige, überwachen Sie regelmäßig die mikrobielle Flora des Patienten und wenden Sie strenge sterile Praktiken an.

Die Prävention und Behandlung von Infektionen bei Verbrennungspatienten ist ein zentraler Aspekt ihrer Versorgung. Ständige Wachsamkeit, schnelles Eingreifen bei Anzeichen einer Infektion und eine enge Zusammenarbeit des gesamten medizinischen Teams sind entscheidend, um Komplikationen zu minimieren und die Ergebnisse für den Patienten zu optimieren.

Wundheilung:
Hypertrophie und Kontrakturen

Wenn die Haut schwer verletzt wird, wie es bei Verbrennungen der Fall ist, ist der Heilungsprozess oft von Komplikationen begleitet. Zwei der häufigsten Komplikationen nach der Heilung von Verbrennungen sind hypertrophe Narbenbildung und Kontrakturen. Diese Erscheinungen können sowohl funktionelle als auch ästhetische Folgen für den Patienten haben.

Hypertrophe Wundheilung :

Definition: Eine hypertrophe Narbe ist eine dicke, erhabene, rötliche und oft juckende Narbe, die sich an der Stelle einer früheren Wunde entwickelt. Im Gegensatz zu Keloiden gehen sie in der Regel nicht über die Grenzen der ursprünglichen Wunde hinaus.

Risikofaktoren: Spannung auf der Wunde, Infektion, verzögerte Wundheilung, Lage der Verbrennung (bestimmte Körperregionen sind anfälliger, z. B. die Brust oder die Gelenke).

Behandlung: Sie kann Massagen, Druckverbände, Steroidinjektionen, Kryotherapie, Lasertherapie und in manchen Fällen eine Operation umfassen.

Kontrakturen :

Definition: Kontrakturen entstehen, wenn Haut-, Muskel- oder Sehnengewebe schrumpft und sich verhärtet, wodurch die Bewegungen eingeschränkt werden. Im Zusammenhang mit Verbrennungen treten sie häufig auf, wenn sich eine Verbrennung auf ein Gelenk ausbreitet.

Risikofaktoren: Tiefe und Ausdehnung der Verbrennung, Lage in der Nähe von Gelenken, längere Immobilisierung.

Behandlung : Vorbeugung ist wichtig, daher sind frühzeitige Übungen zum Bewegungsumfang und Physiotherapie von Bedeutung. Wenn sich bereits eine Kontraktur gebildet hat, kann die Behandlung eine Operation zur Lockerung der Kontraktur mit anschließender Rehabilitation erfordern.

Prävention :

Angemessene Wundversorgung: Angemessene Wundversorgung und Debridement können das Risiko einer hypertrophen Narbenbildung verringern.

Frühe Mobilisierung: Wenn Sie die verbrannte Region so früh wie möglich bewegen und dehnen, kann dies die Entstehung von Kontrakturen verhindern.

Sonnenschutz: Geheilte Haut ist empfindlicher gegenüber UV-Strahlen, was das Aussehen der Narben verschlimmern kann. Es wird daher empfohlen, einen Sonnenschutz zu verwenden.

Psychologische Auswirkungen :

Narben und Kontrakturen sind nicht nur ein körperliches Problem. Sie können einen erheblichen Einfluss auf das Selbstwertgefühl, das Körperbild und die allgemeine Lebensqualität des Patienten haben.

Es ist von entscheidender Bedeutung, den Patienten psychologische Unterstützung zu bieten, ihnen zu helfen, mit ihrem neuen Aussehen umzugehen, und sie über die verfügbaren Behandlungsmöglichkeiten zu informieren.

Hypertrophe Narbenbildung und Kontrakturen sind potenzielle, aber handhabbare Komplikationen von Verbrennungen. Durch frühzeitiges Eingreifen, multidisziplinäre Betreuung und besondere Aufmerksamkeit für Rehabilitation und Prävention können viele Patienten ihre normale Funktion wiedererlangen und das Aussehen ihrer Narben verbessern. Die Pflege endet nicht mit dem Schließen der Wunde; oft ist eine langfristige Betreuung erforderlich, um die bestmöglichen Ergebnisse für die Patienten mit Verbrennungen zu gewährleisten.

Komplikationen der Atmung: Rauchinhalation und Belüftung

Bei Verbrennungen handelt es sich nicht nur um Hautverletzungen. Im Falle eines Brandes oder der Exposition gegenüber giftigen Dämpfen kann das Atmungssystem schwer geschädigt werden.

Atemwegskomplikationen gehören zu den häufigsten Ursachen für Morbidität und Mortalität bei Patienten mit Verbrennungen, insbesondere in den ersten Stunden und Tagen nach dem Vorfall.

Rauchinhalation :

Pathophysiologie: Das Einatmen von Rauch führt zu Entzündungen und Ödemen in den Atemwegen sowie zu einer verminderten Fähigkeit zum Gasaustausch aufgrund der eingeatmeten Giftstoffe.

Symptome: Husten, Atemnot, Keuchen, heisere Stimme und Produktion von kohlensäurehaltigem Sputum.

Diagnose: Bronchoskopie, Pulsoximetrie, arterielle Blutgase und Thoraxbildgebung.

Behandlung: Sauerstofftherapie, Bronchodilatatoren, Steroide und in schweren Fällen Intubation und mechanische Beatmung.

Komplikationen bei der Inhalation :

Inhalationspneumonie: Eine Infektion der Lunge, die durch das Einatmen von Bakterien aus dem Mund- oder Rachenraum verursacht wird.

Thermische Verletzungen: Direkte Hitzeschäden können zu Verbrennungen der Atemwege führen.

Kohlenmonoxidvergiftung (CO): Dies ist ein medizinischer Notfall, bei dem CO den Sauerstoff im Blut verdrängt, was zu einer Hypoxie führt.

Mechanische Belüftung :

Indikationen: Ateminsuffizienz, Schutz der Atemwege oder Notwendigkeit einer tiefen Sedierung für andere Behandlungen.

Modus und Parameter: Abhängig von der Schwere der Lungenschädigung und den spezifischen Bedürfnissen des Patienten.

Mögliche Komplikationen: Barotrauma, Pneumothorax, beatmungsassoziierte Infektionen.

Spezifische Krankenpfleger :

Überwachung: Regelmäßige Überwachung der Vitalzeichen, der Sauerstoffsättigung und der Beatmungsparameter.

Bronchialhygiene: Absaugen von Sekreten, Verwendung von schleimlösenden Mitteln und Physiotherapie der Atemwege.

Schutz der Atemwege: Stellen Sie sicher, dass der Endotrachealtubus sicher befestigt ist und dass sich der Kopf in neutraler Position befindet, um ein versehentliches Verschieben oder Extubieren zu verhindern.

Ernährungsunterstützung: Patienten, die mechanisch beatmet werden, haben einen erhöhten Energiebedarf.

Rehabilitation der Atemwege :

Physiotherapie der Atemwege: Hilft bei der Mobilisierung von Sekreten und verbessert die Lungenfunktion.

Atemübungen: Wie tiefe Atemtechniken, um die Lungenkapazität zu erhöhen.

Entwöhnung von der Beatmung: Ein schrittweiser Prozess, der es dem Patienten ermöglicht, wieder selbstständig zu atmen.

Atemwegskomplikationen nach einer Verbrennung können schwerwiegend und potenziell lebensbedrohlich sein. Eine schnelle und wirksame Behandlung der Rauchinhalation und der damit verbundenen Komplikationen ist für das Überleben und die Genesung des Patienten von entscheidender Bedeutung. Die Rolle des Krankenpflegers bei der Überwachung, Pflege und Rehabilitation dieser Patienten ist zentral und erfordert Fachwissen, ständige Aufmerksamkeit und eine enge Zusammenarbeit mit dem übrigen medizinischen Team.

Kapitel 7:
REHABILITATION UND PSYCHOSOZIALE UNTERSTÜTZUNG

Der Rehabilitationsprozess:
Vom Krankenhausbett nach Hause

Die Betreuung eines Patienten mit Verbrennungen endet nicht mit dem Abheilen der Wunden. Die Folgen einer schweren Verbrennung können noch lange nach der Entlassung aus dem Krankenhaus andauern und sowohl die körperliche Funktion als auch das psychische Wohlbefinden des Patienten beeinflussen. Die Rehabilitation ist daher ein wesentlicher Bestandteil des Heilungsprozesses.

Erst- und Folge   bewertung :
   Körperlich: Beurteilung von Mobilität, Kraft, Ausdauer und funktionellen Einschränkungen.
   Psychologisch: Beurteilung der psychischen Gesundheit, des Selbstwertgefühls, des Körperbildes und der Traumaanpassung.
   Soziales: Überlegungen zum Unterstützungsnetzwerk, Unterbringungs-, Beschäftigungs- und Bildungsbedarf.
Physikalische Therapie und Beschäftigungstherapie :
   Ziele: Die Mobilität erhalten und verbessern, Kontrakturen vorbeugen, die Muskeln stärken und die Rückkehr zu täglichen Aktivitäten erleichtern.
   Interventionen: Gelenkmobilisation, Stretching, Kräftigung, Ergotherapie und Anpassung der täglichen Aktivitäten.

Schmerz- und Narbenmanagement :

Physikalische Therapie: Techniken wie transkutane elektrische Stimulation (TENS) oder Ultraschalltherapie.

Narbenmassage: Hilft, die Dicke und Überempfindlichkeit von Narben zu verringern.

Orthesen: Vorrichtungen, die dazu bestimmt sind, ein Gelenk oder ein Körpersegment ruhig zu stellen oder die Bewegung zu unterstützen.

Psychologische Unterstützung :

Einzeltherapie: Hilft bei der Behandlung von posttraumatischem Stress, Depressionen, Angstzuständen oder anderen psychologischen Störungen.

Selbsthilfegruppen: Um Erfahrungen und Bewältigungsstrategien mit anderen Verbrennungspatienten auszutauschen.

Bildung und Ausbildung :

Selbstversorgung: Unterricht in Narbenpflege, Sonnenschutz und Symptombehandlung zu Hause.

Berufsausbildung: Für diejenigen, die ihre berufliche Laufbahn aufgrund einer Verletzung anpassen oder ändern müssen.

Soziale Wiedereingliederung und Rückkehr an den Arbeitsplatz :

Beurteilung der Fähigkeiten: Feststellen, ob der Patient in der Lage ist, an seinen früheren Arbeitsplatz zurückzukehren, oder ob er eine Neuorientierung benötigt.

Unterstützung bei der Arbeitssuche: Helfen Sie dem Patienten, eine geeignete Arbeit zu finden oder einen neuen Beruf zu erlernen.

Langzeitbeobachtung :

Nachsorgekliniken für Brandverletzungen: Regelmäßige Überwachung der Narben, der körperlichen Funktion und der psychischen Gesundheit sicherstellen.

Kontinuierliche Rehabilitation: Anpassung des Rehabilitationsplans an die sich ändernden Bedürfnisse des Patienten.

Die Rehabilitation nach einer Verbrennung ist ein mehrdimensionaler, anspruchsvoller und langwieriger Prozess. Jeder Patient ist einzigartig und sein Rehabilitationsweg muss auf seine speziellen Bedürfnisse zugeschnitten werden. Mit der richtigen Unterstützung können viele Verbrennungspatienten wieder ein erfülltes und sinnvolles Leben führen und die Herausforderungen, die ihre Verletzung und die daraus resultierenden Narben mit sich bringen, bewältigen. Die Aufgabe des Krankenpflegers ist es, den Patienten bei jedem Schritt dieser Reise zu begleiten, anzuleiten und zu unterstützen - vom Krankenhausbett bis nach Hause und darüber hinaus.

Unterstützen Sie den Patienten: Traumabewältigung und psychologische Unterstützung

Eine schwere Verbrennung zu erleiden, ist ein zutiefst traumatisches Ereignis. Neben den körperlichen Schmerzen können die psychologischen Folgen ebenso verheerend sein. Die ganzheitliche Behandlung von Patienten mit Verbrennungen muss daher eine psychologische Dimension beinhalten, die sich auf Verständnis, Unterstützung und Begleitung konzentriert.

Die traumatische Dimension von Verbrennungen :

Anfangsschock: Der Moment der Verbrennung kann als Aggression erlebt werden, mit einem Gefühl der Hilflosigkeit und des Schreckens.

Schmerzen: Sie können anhaltend und intensiv sein und erheblichen Leidensdruck verursachen.

Verändertes Körperbild: Die Entstellung kann Gefühle von Scham, Verlegenheit und Isolation auslösen.

Häufige psychologische Reaktionen :

Posttraumatische Belastungsstörung (PTSD): Flashbacks, Vermeidung, neurovegetative Hyperaktivität.

Depression: Traurigkeit, Apathie, Interessenverlust, Selbstmordgedanken.

Angst: Unruhe, übersteigerte Ängste, Schlafstörungen.

Psychologische Beurteilung :

Klinische Interviews: Ermöglichen es, die Wahrnehmung des Patienten, seine Ängste und Bedürfnisse zu verstehen.

Fragebögen und Skalen: Standardisierte Instrumente zur Bewertung des Schweregrads der Symptome.

Unterstützungsstrategien in der akuten Phase :

Beruhigende Präsenz : Eine einfache Anwesenheit, das Zuhören und Berührungen können beruhigend wirken.

Information: Verfahren erläutern, über die nächsten Schritte beruhigen

Entspannungstechniken: Tiefes Atmen, Meditation, beruhigende Musik.

Langzeittherapien :

Kognitive Verhaltenstherapie: Hilft dem Patienten, negative Gedanken zu erkennen und zu verändern.

Expositionstherapie: Bei Patienten mit PTSD sollen sie dazu gebracht werden, sich schrittweise mit den traumatischen Erinnerungen auseinanderzusetzen.

Kunst- und Musiktherapie: Ermöglichen es, schmerzhafte Emotionen auf nonverbale Weise auszudrücken.

Selbsthilfegruppen :

Erfahrungsaustausch: Das Treffen mit anderen Brandopfern kann das Gefühl der Isolation verringern.

Aufklärung: Experten können Ratschläge zum Umgang mit Narben, zum Körperbild und zur Wiederaufnahme des täglichen Lebens geben.

Familienbegleitung :

Psychologische Unterstützung: Auch Angehörige können traumatisiert sein oder sich hilflos fühlen.

Aufklärung: Sie sollen darüber informiert werden, wie sie dem Patienten am besten helfen können, wie sie zuhören können, ohne überfürsorglich zu sein.

Vorbereitung auf die Entlassung aus dem Krankenhaus :

Antizipieren: Den Patienten darauf vorbereiten, mit den Reaktionen anderer umzugehen und auf heikle Fragen zu antworten.

Referenzen: Den Patienten an Therapeuten oder Selbsthilfegruppen verweisen, die für seine Situation geeignet sind.

Die psychologische Betreuung von Patienten mit Verbrennungen ist eine unumgängliche Dimension ihrer Behandlung. Es geht nicht nur darum, die Person durch die Herausforderungen des Schmerzes und der körperlichen Heilung zu führen, sondern auch darum, ihr zu helfen, in den oft stürmischen Gewässern des psychologischen Traumas zu navigieren. Der Krankenpfleger als Dreh- und Angelpunkt der Patientenversorgung spielt bei dieser

Aufgabe eine wesentliche Rolle. Er hat immer ein offenes Ohr, ist immer wohlwollend und bringt sowohl fachliche Kompetenz als auch Menschlichkeit mit.

Die Bedeutung von Selbsthilfegruppen und Erfahrungsberichte

Angesichts der erschütternden Erfahrung, die eine schwere Verbrennung mit sich bringt, beschränkt sich der Heilungsprozess nicht nur auf die rein körperliche Dimension. Das erlebte Trauma, das veränderte Körperbild und die psychosozialen Folgen führen oft zu einem Gefühl der tiefen Isolation. In diesem Zusammenhang spielen Selbsthilfegruppen und Erfahrungsberichte von anderen Verbrennungsopfern eine wichtige Rolle, um den Patienten beim Wiederaufbau zu helfen.

Die Macht der Gemeinschaft :
- **Zugehörigkeitsgefühl: Zu** wissen, dass andere ähnliche Erfahrungen gemacht haben, kann das Gefühl der Isolation verringern.
- **Sichere Umgebung :** Ein Raum, in dem sich Patienten ohne Verurteilung oder Angst austauschen können.

Selbsthilfegruppen :
- **Struktur und Arbeitsweise:** Regelmäßige Treffen, die von Fachleuten oder Peers angeleitet werden.
- **Vielfalt der behandelten Themen:** Umgang mit Schmerzen, Akzeptanz des Körperbildes, Rückkehr in das soziale und berufliche Leben.
- **Spezifische Workshops:** Zum Beispiel Sitzungen zu korrektivem Make-up oder zum Umgang mit Narben.

Erfahrungsberichte :

Eine Quelle der Inspiration: Zu hören, wie andere ähnliche Herausforderungen bewältigt haben, kann zutiefst motivierend sein.

Vielfältige Perspektiven: Jede Geschichte ist einzigartig und bietet eine Reihe von Perspektiven auf Heilung und Resilienz.

Sharing-Plattformen: Bücher, Blogs, Videos, Live-Dating.

Psychologischer Nutzen :

Validierung: Erkennen von Emotionen und Erlebnissen.

Empowerment: Stärkung des Gefühls der Selbstwirksamkeit und der Bewältigung von Widrigkeiten.

Hoffnung: Beispiele für Erfolg und Wiederaufbau zu sehen, bietet eine positive Perspektive für die Zukunft.

Auswirkungen auf das Umfeld :

Erziehung: Helfen Sie den Angehörigen, die Erlebnisse des Patienten zu verstehen.

Emotionale Unterstützung: Bieten Sie Familien und Freunden einen Raum, in dem sie ihre eigenen Gefühle und Sorgen ausdrücken können.

Begleitstrategien: Tipps zur bestmöglichen Unterstützung ihres brandverletzten Angehörigen.

Grenzen und Vorsichtsmaßnahmen :

Nicht erzwingen: Jeder Patient ist anders, und nicht jeder ist bereit oder willens, sich in einer Gruppe auszutauschen.

Umgang mit der Gruppendynamik: Sorgen Sie dafür, dass das Umfeld wohlwollend bleibt und vermeiden Sie negative Interaktionen.

Datenschutz: Sicherstellen, dass persönliche Informationen und geteilte Geschichten geschützt werden.

In dem emotionalen und psychologischen Labyrinth, das ein Patient mit Verbrennungen durchläuft, ist der Weg zur Heilung oft verschlungen. Selbsthilfegruppen und Erfahrungsberichte dienen als Kompass, der Orientierung, Ermutigung und Hoffnung bietet. Sie erinnern daran, dass selbst in den dunkelsten Momenten die menschliche Resilienz leuchten kann und dass die Gemeinschaft mit ihren Geschichten über Stärke und Mut da ist, um den Weg zu beleuchten. Für einen Krankenpfleger kann die Förderung dieser Verbindungen oft das schönste Geschenk an einen Patienten sein.

Kapitel 8:
DER TECHNOLOGISCHE ASPEKT
IN DER PFLEGE VON VERBRENNUNGEN

Die neuesten Innovationen
in Bezug auf Verbände und Transplantate

Die Medizin ist ein Bereich, der sich ständig weiterentwickelt, insbesondere wenn es um die Behandlung von Verbrennungen geht. Die jüngsten Fortschritte bei Verbänden und Transplantaten haben die Art und Weise, wie wir Verbrennungsopfer behandeln, revolutioniert und bieten bessere Erholungschancen, weniger Schmerzen und bessere kosmetische Ergebnisse.

Hydrokolloid- und Hydrogelverbände :

- **Feuchtigkeitsspeicherung:** Diese Pflaster halten eine feuchte Umgebung aufrecht, wodurch die Heilung gefördert und Schmerzen verringert werden.
- **Einfaches Anbringen und Entfernen:** Sie können ohne zusätzliches Trauma für die Haut entfernt werden.

Panthenol und Vitamin-E-Verbände :

- **Stimulierung der Hautregeneration:** Diese Verbindungen fördern die Heilung der Haut, indem sie die Zellproliferation anregen.
- **Narbenreduktion:** Sie können helfen, das Erscheinungsbild von Narben zu minimieren.

Künstliche Haut und Hautersatzstoffe :

- **Biomaterialien:** Verwendung von Kollagen- oder Silikonmatrizen, um eine vorübergehende oder dauerhafte Struktur auf der Wunde zu schaffen.

Zellkultur: Die Zellen des Patienten können entnommen, im Labor gezüchtet und dann erneut auf die Verbrennung aufgetragen werden.

Hauttransplantationen "auf Abruf" :

3D-Druck: Mithilfe von 3D-Drucktechnologien können nun personalisierte Hauttransplantate hergestellt werden, die die eigenen Zellen des Patienten verwenden, um Abstoßungsreaktionen zu vermeiden.

Bioreaktoren: Diese Geräte ermöglichen die Kultivierung großer Hautflächen für ausgedehnte Transplantationen.

Stammzelltransplantationen :

Regeneratives Potenzial: Stammzellen, die dem Patienten oder einem Spender entnommen werden, können sich in verschiedene Arten von Hautzellen differenzieren und so die Heilung beschleunigen.

Behandlung von tiefen Verbrennungen: Diese Zellen können helfen, tief geschädigte Hautschichten wiederherzustellen.

Intelligente Pflaster :

Echtzeit-Überwachung: Diese Pflaster sind mit Sensoren ausgestattet, die Faktoren wie Feuchtigkeit, Temperatur und pH-Wert messen können und so wertvolle Informationen über den Zustand der Wunde liefern.

Kontrollierte Verabreichung von Medikamenten : Einige intelligente Pflaster können Medikamente oder Behandlungen gezielt und kontrolliert abgeben.

Antimikrobielle Pflaster :

Silber und Honig: Diese natürlichen Substanzen haben antimikrobielle

Eigenschaften und werden in Verbände eingearbeitet, um Infektionen zu verhindern.

Antimikrobielle Peptide : Diese synthetischen Moleküle können spezifische Bakterien anvisieren und abtöten und bieten so einen personalisierten Schutz vor Infektionen.

Innovationen bei Verbänden und Transplantaten zeigen den Einfallsreichtum und die Entschlossenheit der Forscher, die Versorgung von Patienten mit Verbrennungen zu verbessern. Für den Krankenpfleger bedeuten diese Fortschritte neue Werkzeuge und Techniken, um die bestmögliche Versorgung zu gewährleisten. Während sich die Wissenschaft weiterentwickelt, bleibt das Ziel konstant: eine schnelle, wirksame Heilung zu ermöglichen, die das Wohlbefinden des Patienten respektiert.

Einsatz von Telemedizin für die Fernbetreuung

In einer Zeit, in der die Technologie in allen Aspekten unseres Lebens immer mehr an Bedeutung gewinnt, bleibt auch die Medizin von diesem Wandel nicht verschont. Die Telemedizin oder der Einsatz von Informations- und Kommunikationstechnologien zur medizinischen Versorgung aus der Ferne hat begonnen, eine wichtige Rolle bei der Nachsorge von Patienten mit Verbrennungen zu spielen und die Art und Weise, wie diese Patienten nach ihrer Entlassung aus dem Krankenhaus betreut werden, zu revolutionieren.

Vorstellung der Telemedizin :

Definition: Einsatz von Technologie, um medizinische Versorgung aus der Ferne anzubieten.

Geschichte: Von bescheidenen Anfängen bis zu aktuellen Anwendungen in fast allen medizinischen Bereichen.

Vorteile der Telemedizin bei Brandverletzungen :

Erleichterter Zugang: Für diejenigen, die weit entfernt von spezialisierten Zentren wohnen, entfällt durch die Telemedizin die Notwendigkeit häufiger Reisen.

Kostensenkung: Weniger Reisen, weniger Krankenhaustage.

Regelmäßige Nachsorge: Ermöglicht eine regelmäßige Beobachtung des Verlaufs der Verbrennung und erleichtert ein frühzeitiges Eingreifen bei Komplikationen.

Komfort der Patienten: Die Nachsorge findet in der Bequemlichkeit ihres eigenen Zuhauses statt.

Praktische Modalitäten :

Dedizierte Plattformen : Anwendungen und Webseiten, die speziell für die Telemedizin entwickelt wurden.

Videokonsultationen: Echtzeitinteraktionen zwischen Patient und medizinischem Fachpersonal.

Medizinische Fotografie: Ermöglicht die visuelle Beurteilung des Zustands der Verbrennung und die Verfolgung ihres Verlaufs.

Sichere Datenübertragung: Alle Informationen werden über sichere Protokolle ausgetauscht, um die Vertraulichkeit zu gewährleisten.

Die Rolle des Krankenpflegers in der Telemedizin :

Education: Teaching the patient how to use telemedicine tools.

Regelmäßige Konsultationen: Planen und führen Sie regelmäßige Check-ups über Online-Plattformen durch.

- **Interpretation:** Hilft bei der Entschlüsselung und Analyse der vom Patienten gelieferten Informationen.
- Herausforderungen und Bedenken :
  - **Technologische Grenzen:** Nicht alle Patienten haben Zugang zu einer geeigneten Technologie oder einer stabilen Internetverbindung.
  - **Ausbildung:** Stellen Sie sicher, dass das medizinische Personal in telemedizinischen Instrumenten geschult wird.
  - **Rechtliche und ethische Aspekte :** Gewährleistung der Vertraulichkeit und Sicherheit der Daten, Einholung der informierten Zustimmung des Patienten.
- Fallstudien und Erfahrungsberichte :
  - **Konkrete Beispiele:** Wie die Telemedizin die Behandlung bestimmter Patienten verbessert hat.
  - **Erfahrungsberichte:** Die persönlichen Erfahrungen von Patienten und Angehörigen der Gesundheitsberufe, die Telemedizin anwenden.

Während sich die Telemedizin weiterentwickelt, wird ihr Wert für die Nachsorge von Patienten mit Verbrennungen immer deutlicher. Sie bietet eine praktische, kostengünstige und patientenzentrierte Lösung, um eine regelmäßige und qualitativ hochwertige medizinische Betreuung zu gewährleisten. Für den Krankenpfleger stellt sie eine Erweiterung seiner Rolle dar, die es ihm ermöglicht, eine kontinuierliche Pflege zu gewährleisten und gleichzeitig die Verbindung zum Patienten zu stärken, auch über eine größere Entfernung hinweg. Durch die Übernahme und Anpassung dieser technologischen Innovationen trägt der Krankenpflegerberuf dazu bei, die Zukunft der medizinischen Versorgung zu gestalten.

Die Rolle der Simulation in der Ausbildung: Reale Situationen nachbilden

Die Simulation in der medizinischen Ausbildung ist ein pädagogischer Ansatz, bei dem Ausrüstung, Geräte und/oder virtuelle Umgebungen eingesetzt werden, um reale oder potenzielle Situationen zu reproduzieren. Im Zusammenhang mit der Versorgung von Brandverletzten bietet die Simulation eine unschätzbare Möglichkeit, Krankenpfleger und medizinische Teams darin zu schulen, in einer kontrollierten Umgebung auf komplexe Situationen zu reagieren.

- Einführung in die medizinische Simulation :
    - **Ursprünge:** Von der Flugausbildung zur Medizin.
    - **Entwicklung :** Der Aufschwung der Simulationstechnologien und ihre Integration in das medizinische Curriculum.
- Simulationstypen :
    - **High Fidelity Mannequins:** Anatomisch korrekte Modelle, die Vitalzeichen und Symptome nachbilden können.
    - **Virtuelle Simulationen:** Computerprogramme und erweiterte Realität, um den Schüler in eine medizinische Situation einzutauchen.
    - **Rollenspiele:** Inszenierung von Szenarien mit Schauspielern, die die Rolle der Patienten übernehmen.
- Vorteile der Simulation :
    - **Risikolose Praxis:** Die Lernenden können Fehler machen, die keine wirklichen Folgen für den Patienten haben.
    - **Nachspielen seltener Szenarien:** Simulation seltener, aber schwerwiegender Situationen,

die eine schnelle und effektive Reaktion erfordern.

Sofortiges Feedback: Die Lehrkräfte können Echtzeit-Feedback und Debriefings nach jeder Sitzung anbieten.

Stärkung des Vertrauens: Die Exposition gegenüber wiederholten Situationen stärkt die Kompetenz und das Vertrauen der Lernenden.

Anwendung bei der Behandlung von Verbrennungen :

Ersteinschätzung: Simulieren Sie die Ankunft eines Patienten mit schweren Verbrennungen.

Atemwegsmanagement: Schulung zum Umgang mit Atemwegskomplikationen bei Verbrennungsopfern.

Invasive Verfahren: Praktizieren Sie Techniken wie Debridement oder Hauttransplantation an Puppen.

Emotionales Management: Inszenierung von Situationen, um Pflegekräften zu helfen, mit ihren eigenen Emotionen und denen der Patienten umzugehen.

Integration der Simulation in den Lehrplan :

Erstausbildung: Einbeziehung der Simulation bereits in den ersten Phasen der Ausbildung von Krankenpflegern.

Weiterbildung: Regelmäßige Auffrischungssitzungen, um die Kompetenzen zu aktualisieren und zu stärken.

Herausforderungen und Perspektiven :

Hohe Kosten: Hightech-Simulation kann teuer sein.

Technologie-Update: Geräte und Programme auf dem neuesten Stand halten.

- **Ausbildung der Ausbilder:** Sicherstellen, dass die Ausbilder kompetent sind, um mithilfe von Simulationen zu unterrichten.
- **Validierung:** Fortlaufende Forschung, um die Wirksamkeit von Simulationen bei der Verbesserung von Patientenergebnissen nachzuweisen.

Die Simulation in der Ausbildung hat die Art und Weise, wie Krankenpfleger und medizinische Teams auf die Herausforderungen der Versorgung von Brandverletzten vorbereitet werden, radikal verändert. Sie bildet den Stress, die Dringlichkeit und die Komplexität realer Situationen nach und bietet gleichzeitig eine sichere Lernumgebung. Während die Technologie weiter voranschreitet, ist es sicher, dass die Simulation eine immer zentralere Rolle in der Ausbildung von Gesundheitsfachkräften spielen wird und sie optimal auf eine qualitativ hochwertige Versorgung von Patienten mit Verbrennungen vorbereitet.

Kapitel 9:
ETHIK UND PFLEGE VON VERBRENNUNGEN

Die informierte Zustimmung und die Achtung der Autonomie des Patienten

Die Einwilligung nach Aufklärung ist ein Grundpfeiler der modernen Medizin und spiegelt den intrinsischen Wert wider, der der Autonomie des Patienten beigemessen wird. Im Zusammenhang mit der Behandlung von Brandverletzten, bei der Eingriffe invasiv und schmerzhaft sein können und langfristige Auswirkungen haben, kann die Bedeutung der Einwilligung nach Aufklärung und der Achtung der Autonomie nicht unterschätzt werden.

Die informierte Zustimmung verstehen :

Hintergrund: Von einer einfachen Genehmigung zu einem Prozess des Informationsaustauschs.

Ethische Grundsätze: Autonomie, Wohltätigkeit, Nicht-Schaden und Gerechtigkeit.

Gesetzgebung: Die geltenden Gesetze und Vorschriften zur medizinischen Einwilligung.

Elemente der informierten Zustimmung :

Information: Der Patient muss umfassend über seinen Zustand, die verfügbaren Behandlungsoptionen und die damit verbundenen Risiken und Vorteile informiert werden.

- **Verständnis:** Der Patient sollte die bereitgestellten Informationen verstehen und medizinischen Fachjargon vermeiden.
- **Freiwilligkeit:** Die Einwilligung muss freiwillig und ohne Zwang oder Druck erfolgen.
- **Fähigkeit:** Der Patient muss geistig und emotional in der Lage sein, eine Entscheidung zu treffen.

Die Bedeutung des Dialogs :

- **Aktives Zuhören:** Den Sorgen, Fragen und Werten des Patienten Aufmerksamkeit schenken.
- **Fragen:** Ermutigen Sie den Patienten, Fragen zu stellen, um seine Zweifel zu klären.
- **Anpassungsfähigkeit:** Die Informationen an das Verständnisniveau und die spezifischen Bedürfnisse des Patienten anpassen.

Einverständniserklärung im Zusammenhang mit Verbrennungen :

- **Notfall versus Autonomie:** Navigieren Sie durch Situationen, in denen eine schnelle Behandlung erforderlich ist, und achten Sie dabei auf die Autonomie des Patienten.
- **Besondere Erwägungen:** Patienten, die unter Medikamenteneinfluss stehen, Kinder oder traumatisierte Individuen können angepasste Ansätze für die Einwilligung erfordern.

Verweigerung der Behandlung :

- **Die Entscheidung respektieren:** Auch wenn das medizinische Personal nicht einverstanden ist.
- **Counseling:** Anbieten von Anleitung und Unterstützung bei Ablehnung, um sicherzustellen, dass der Patient die Implikationen vollständig versteht.

Sonderfälle :

Gesetzliche Vormünder: Für Patienten, die nicht in der Lage sind, ihre Zustimmung zu geben (Kinder, Personen mit kognitiven Defiziten).

Notfallsituationen: Wenn keine Zeit bleibt, eine vollständige informierte Einwilligung einzuholen.

Herausforderungen und Bedenken :

Sprachbarrieren: Wie kann eine informierte Einwilligung sichergestellt werden, wenn Patient und Angehöriger der Gesundheitsberufe nicht die gleiche Sprache sprechen?

Kulturelle Vielfalt: Respektieren und verstehen Sie die verschiedenen kulturellen Perspektiven auf Gesundheit und Behandlung.

Die Einwilligung nach Aufklärung ist weit mehr als eine bloße Verwaltungsformalität, sondern ein Ausdruck des tiefen Respekts, der der Autonomie und Würde des Patienten entgegengebracht wird. Bei der Behandlung von Verbrennungen, wo Entscheidungen lebenslange Folgen haben können, ist dieses Gleichgewicht zwischen optimaler Versorgung und der Achtung des Patientenwillens sowohl eine Kunst als auch eine Wissenschaft. Er erinnert die Angehörigen der Gesundheitsberufe ständig an die inhärente Menschlichkeit ihrer Arbeit und bekräftigt, dass jeder Patient nicht nur ein Körper ist, der gepflegt werden muss, sondern auch eine Stimme, die gehört werden muss, und ein Wille, der respektiert werden muss.

Das Lebensende: Überlegungen zu therapeutischer Acharnement

Die Behandlung von Patienten mit schweren Verbrennungen stellt die medizinischen Teams vor große ethische Dilemmas. Eines der ergreifendsten ist die Abwägung zwischen der Verlängerung des Lebens durch intensive medizinische Interventionen und der Erkenntnis, dass zu bestimmten Zeiten die Einschränkung oder Beendigung der Behandlung im besten Interesse des Patienten sein kann. Dieses Kapitel befasst sich mit der heiklen Frage der therapeutischen Schärfe am Lebensende.

Therapeutische Acharnement verstehen :
- **Definition:** Unterscheidung zwischen legitimer Intensivpflege und übermäßiger Behandlung ohne wirklichen Nutzen für den Patienten.
- **Historischer Kontext:** Die Entwicklung der Medizintechnik und die Fähigkeit, das Leben zu verlängern.

Ethische Grundsätze, die auf dem Spiel stehen :
- **Autonomie:** Respektiert den Willen des Patienten und seine Wertvorstellungen.
- **Benefizienz:** Dem Patienten ein optimales Wohlbefinden verschaffen.
- **Nicht-Schaden: Nicht schaden** oder vermeiden, unnötigen Schaden zu verursachen.
- **Gerechtigkeit:** Gewährleistung von Fairness bei der Entscheidungsfindung.

Bewertung der Lebensqualität :
- **Inhärente Herausforderungen :** Die Subjektivität des Begriffs "Lebensqualität".

Klinische Bewertung: Beurteilen Sie das Potenzial für eine funktionelle Erholung, Schmerzen und andere Morbiditäten.

Patientenperspektive: Wie der Patient seine Lebensqualität und seine zukünftigen Erwartungen wahrnimmt.

Kommunikation mit dem Patienten und der Familie :

Offenheit: Einen ehrlichen Dialog über Prognosen und Behandlungsmöglichkeiten fördern.

Emotionale Unterstützung: Die emotionalen Bedürfnisse des Patienten und seiner Angehörigen erkennen und darauf eingehen.

Gemeinsame Entscheidungsfindung: Den Patienten und seine Familie aktiv in Entscheidungen über die Pflege einbeziehen.

Entscheidung zur Begrenzung oder Beendigung der Behandlung :

Klinische Erwägungen: Analysieren Sie die Chancen auf Genesung und den potenziellen Nutzen von Interventionen.

Ethische Erwägungen: Beurteilen Sie, ob die Fortsetzung der Pflege eine therapeutische Härte darstellt.

Patientenverfügungen : Die Bedeutung von Patientenverfügungen, die zuvor vom Patienten erstellt wurden.

Begleitung am Lebensende :

Palliativmedizin: Schmerzlinderung und Verbesserung der Lebensqualität

Psychologische Unterstützung: Für den Patienten, die Familie und das Pflegeteam.

Ritual und Spiritualität: Erkennen Sie die Bedeutung spiritueller Bedürfnisse am Lebensende.

Reflexion über die Rolle der Pflegenden :

- **Emotionale Herausforderungen:** Umgang mit Stress, Schuldgefühlen und Trauer.
- **Professionelle Unterstützung:** Bedeutung von Supervision, Gesprächsgruppen und Weiterbildung.

Das Lebensende ist ein heikler Moment, der von den Pflegenden Sensibilität, Mitgefühl und Weisheit erfordert. Bei der Behandlung von Brandopfern ist es entscheidend zu erkennen, wann der Kampf um das Leben in therapeutische Verbissenheit umschlagen kann, die nicht mehr dem Wohl des Patienten dient. Diese Überlegungen zum Lebensende erinnern daran, wie wichtig die Menschenwürde und der Respekt vor jedem Einzelnen sind, selbst in den dunkelsten und komplexesten Momenten der Medizin.

Die kulturelle Dimension: Respekt vor Glaubensrichtungen und traditionelle Praktiken

Die Behandlung von Patienten im Kontext von Brandverletzungen muss, wie in jedem anderen medizinischen Bereich auch, von kultureller Sensibilität geprägt sein. Kulturelle und religiöse Überzeugungen können die Wahrnehmung der Krankheit, die Entscheidungen über die Behandlung und die Art und Weise, wie der Patient und seine Familie die medizinische Erfahrung erleben, beeinflussen. In diesem Abschnitt untersuchen wir, wie die kulturelle Dimension mit der medizinischen Versorgung verwoben ist.

- Einführung in die Kulturkompetenz :
- **Definition:** Was ist kulturelle Kompetenz im Gesundheitswesen?

Bedeutung: Warum ist sie bei der Behandlung von Brandverletzungen so wichtig?

Erkennen Sie die Vielfalt der Glaubensrichtungen rund um Verbrennungen :

Ursprünge von Verbrennungen: Wie verschiedene Kulturen die Ursache von Verbrennungen wahrnehmen können.

Behandlung und Heilung: Die verschiedenen traditionellen Ansätze und Überzeugungen im Zusammenhang mit dem Heilungsprozess.

Interkulturelle Kommunikation :

Sprachbarrieren: Die Bedeutung von Dolmetschern und präzisen Übersetzungen.

Unausgesprochenes und Nuancen: Erkennen, dass Kommunikation mehr als nur Worte ist.

Aktives Zuhören: Ein Schlüssel, um die Perspektive des Patienten wirklich zu verstehen.

Respektvolle Integration traditioneller Praktiken :

Bewertung von Praktiken: Feststellen, ob sie sich ergänzen oder potenziell schädlich sind.

Dialog: Offen über Bedenken sprechen und dabei die Überzeugungen des Patienten wertschätzen.

Entgegenkommen: Integrieren Sie, wenn möglich und sicher, traditionelle Heilmittel oder Rituale in den Pflegeplan.

Religiöse Erwägungen :

Rituale: Berücksichtigen Sie rituelle Bedürfnisse wie Gebete oder Reinigungsrituale.

Perspektiven auf Leiden und Tod: Wie verschiedene Religionen mit diesen Konzepten umgehen und wie dies medizinische Entscheidungen beeinflussen kann.

Ethik und Entscheidungen am Lebensende :

Achtung von Werten: Jede Kultur hat ihre eigene Vorstellung von Leben, Tod, Würde und Leiden.

Informierte Zustimmung: Sicherstellen, dass der Patient und seine Familie in ihrem kulturellen Kontext die Auswirkungen medizinischer Entscheidungen wirklich verstehen.

Unterstützung für die Familie :

Familiäre Rollen: In manchen Kulturen spielt die Familie eine zentrale Rolle bei medizinischen Entscheidungen.

Trauer und Bestattungsriten: Verständnis und Respekt für die verschiedenen Arten, in denen Kulturen trauern und die Verstorbenen ehren.

Die moderne Medizin mit ihren technologischen Fortschritten muss auch tief in der Menschlichkeit verwurzelt sein. Die kulturelle Dimension der Pflege zu respektieren, ist ein Weg, die Würde und Einzigartigkeit jedes Patienten zu bekräftigen. Indem sie eine Brücke zwischen medizinischem Wissen und kulturellen Überzeugungen schlagen, können Pflegende eine ganzheitliche und wahrhaft patientenzentrierte Pflege anbieten, die einen zutiefst empathischen und respektvollen Ansatz in der Medizin widerspiegelt.

Kapitel 10:
DIE BEDEUTUNG VON PRÄVENTION

Bildung der Öffentlichkeit:
Kampagnen und Sensibilisierung

Die Aufklärung der Öffentlichkeit über die Gefahren und die Vermeidung von Verbrennungen ist von größter Bedeutung. Im Laufe der Zeit waren Gemeinschaften immer wieder mit Gefahren konfrontiert, die von Feuer, kochendem Wasser, Chemikalien und Elektrizität ausgingen. Doch trotz der ständigen Herausforderungen hat die Menschheit immer die Fähigkeit besessen, sich anzupassen, zu lernen und zu wachsen. So sind Sensibilisierungs- und Aufklärungskampagnen zu einem Eckpfeiler geworden, um die Gesellschaft vor potenziellen Gefahren zu schützen.

Schon in der Kindheit lernen wir, das Feuer zu fürchten und zu respektieren. Märchen und Legenden, die von Generation zu Generation weitergegeben wurden, dienten oft als Warnung. Doch wenn sich die Gesellschaft weiterentwickelt, müssen sich auch die Erziehungsmethoden anpassen. Heute haben wir dank der Medien und der Technologie die Möglichkeit, Millionen von Menschen zu erreichen, ergreifende Geschichten zu teilen und praktische Ratschläge zur Vermeidung von Verbrennungen zu geben.

Aufklärungskampagnen beschränken sich nicht nur auf die Prävention. Sie bieten auch Ressourcen für diejenigen, die Verbrennungen erlitten haben, indem sie Geschichten über das Überleben, die Widerstandsfähigkeit und die Hoffnung hervorheben. Durch diese Kampagnen erfährt die Gesellschaft von den Herausforderungen, denen sich

Überlebende gegenübersehen, von ihren Kämpfen, aber auch von ihren Triumphen.

Aber damit eine Kampagne wirksam ist, muss sie relevant sein und bei ihrem Publikum Resonanz finden. Sie muss verschiedene Kommunikationsmittel wie soziale Medien, Fernsehen, Radio und Gemeindeworkshops nutzen. Jede Botschaft muss auf ihr Publikum zugeschnitten sein, egal ob es sich um Kinder handelt, die neben einem Herd spielen, um Arbeiter auf einer Baustelle oder um allein lebende ältere Menschen.

Neben Medienkampagnen ist auch das Engagement der Gemeinschaft von entscheidender Bedeutung. Die Veranstaltung von Workshops, Demonstrationen und Bildungsprogrammen in Schulen, Gemeindezentren und an Arbeitsplätzen kann eine tiefgreifende Wirkung haben. Durch direkte Interaktion können nicht nur Informationen ausgetauscht werden, sondern auch auf Bedenken eingegangen, persönliche Geschichten angehört und zukünftige Programme an die Bedürfnisse der Gemeinschaft angepasst werden.

Die Aufklärung der Öffentlichkeit beschränkt sich jedoch nicht auf Prävention und Unterstützung. Sie zielt auch darauf ab, das mit Verbrennungen verbundene Stigma zu brechen. Indem wir Überlebensgeschichten austauschen, medizinische Fortschritte aufzeigen und die Vielfalt menschlicher Erfahrungen feiern, können wir dazu beitragen, eine verständnisvollere und empathischere Gesellschaft zu schaffen.

Letztendlich sind Bildung und Aufklärung mächtige Werkzeuge, um die Gemeinschaft zu schützen, zu lenken und zu vereinen. Durch effektive Kommunikation, aufrichtige Einbindung der Gemeinschaft und Hingabe an lebenslanges Lernen können wir nicht nur Verbrennungen verhindern, sondern auch die Betroffenen unterstützen und eine sicherere und wohlwollendere Welt für alle aufbauen.

Tipps
zur Vermeidung von Unfällen im Haushalt

Das eigene Zuhause wird oft als Zufluchtsort, als Ort der Sicherheit und des Komforts angesehen. Dennoch ereignen sich zu Hause zahlreiche Unfälle. Während einige dieser Vorfälle geringfügig sein können, können andere schwerwiegende Folgen haben oder sogar tödlich enden. Glücklicherweise können viele Unfälle im Haushalt durch Prävention und Aufklärung vermieden werden. Hier finden Sie Tipps, wie Sie eine sichere häusliche Umgebung für alle ihre Bewohner gewährleisten können.

Vorbeugung von Stürzen :

Sichern Sie die Treppen: Verwenden Sie Kinderschutzgitter und bringen Sie stabile Geländer an.

Beseitigen Sie Hindernisse: Achten Sie darauf, dass die Gänge und Flure frei sind. Vermeiden Sie es, Gegenstände auf dem Boden liegen zu lassen.

Sichern Sie die Teppiche: Verwenden Sie Anti-Rutsch-Matten, um ein Verrutschen der Teppiche zu verhindern.

Beleuchtung: Achten Sie darauf, dass Ihr Haus gut beleuchtet ist, insbesondere Bereiche wie Treppen.

Vorbeugung von Verbrennungen :

Küche: Lassen Sie die Griffe von Kochtöpfen nie nach außen zeigen und benutzen Sie so oft wie möglich Rücklichter.

Heißes Wasser: Stellen Sie den Boiler auf eine Höchsttemperatur von 50°C ein.

- **Chemikalien:** Bewahren Sie Haushaltsprodukte außerhalb der Reichweite von Kindern auf.

Vorbeugung von Vergiftungen :

- **Medikamente:** Bewahren Sie alle Medikamente in kindersicheren Behältern und außerhalb der Reichweite von Kindern auf.
- **Chemikalien:** Lesen Sie immer die Etiketten und lagern Sie gefährliche Chemikalien weit weg von Lebensmitteln.

Verhinderung von Ertrinken :

- **Swimmingpools:** Errichten Sie einen Zaun mit einer abschließbaren Tür um Swimmingpools. Lassen Sie Kinder nie unbeaufsichtigt in der Nähe von Wasser.
- **Badezimmer:** Lassen Sie ein Kind nie unbeaufsichtigt in einer Badewanne, auch nicht mit wenig Wasser.

Schutz vor Elektrizität :

- **Steckdosen:** Verwenden Sie Schutzvorrichtungen für Steckdosen, wenn Sie kleine Kinder haben.
- **Kabel:** Überlasten Sie die Steckdosen nicht und halten Sie die Kabel von Durchgangsbereichen fern.

Brandschutz :

- **Detektoren:** Installieren Sie Rauch- und Kohlenmonoxidmelder und überprüfen Sie regelmäßig deren Funktion.
- **Evakuierungsplan:** Erstellen Sie einen Evakuierungsplan für den Brandfall und üben Sie ihn mit allen Familienmitgliedern.
- **Kerzen:** Lassen Sie eine brennende Kerze nie unbeaufsichtigt.

Sicherheit von Kindern :

Einklemmungen: Vermeiden Sie Möbel mit Zwischenräumen, in denen sich Kinder den Kopf oder die Finger einklemmen könnten.

Giftige Produkte: Halten Sie Reinigungsmittel, Pestizide und ähnliche Produkte von Kindern fern.

Sicherheit von Haustieren :

Achten Sie darauf, dass die Zimmerpflanzen nicht giftig für Tiere sind.

Vermeiden Sie es, kleine Gegenstände herumliegen zu lassen, die die Tiere verschlucken könnten.

Wenn man diese Vorsichtsmaßnahmen ergreift und ständig wachsam ist, können viele Unfälle im Haushalt vermieden werden. Ein sicheres Zuhause ist ein Zuhause, in dem jedes Familienmitglied, von den Jüngsten bis zu den Ältesten, ohne Angst vor unerwarteten Unfällen leben und sich entfalten kann.

Integration von Programmen von Prävention in Bildungseinrichtungen

Die Schule spielt eine zentrale Rolle im Leben von Kindern und Jugendlichen. Sie ist nicht nur ein Ort des akademischen Lernens, sondern auch ein Raum, in dem die jungen Menschen wichtige Fähigkeiten für das tägliche Leben erwerben. Die Integration von Präventionsprogrammen in Schulen ist daher eine wirksame Strategie, um eine große Zahl von Jugendlichen zu erreichen und sie für verschiedene Sicherheitsfragen zu sensibilisieren. Hier erfahren Sie, wie dies erreicht werden kann:

- Bedarfsermittlung :
  - Bevor Sie ein Präventionsprogramm umsetzen, müssen Sie unbedingt die spezifischen Bedürfnisse der Schule ermitteln. Dies kann durch Umfragen unter Schülern, Eltern und Lehrern oder durch die Analyse von Vorfällen in der Vergangenheit geschehen.
- Ausarbeitung des Programms :
  - Wenn Sie den Bedarf ermittelt haben, ist es an der Zeit, ein passendes Programm zu entwickeln. Dies könnte Workshops, Demonstrationen, Simulationen, spezielle Kurse oder Vorträge von Fachleuten umfassen.
- Lehrerausbildung :
  - Um die Wirksamkeit des Programms zu gewährleisten, ist es entscheidend, dass die Lehrer für die Vermittlung des Programms gut ausgebildet sind. Sie sollten regelmäßig geschult werden, um sich über bewährte Verfahren und neue Erkenntnisse auf dem Laufenden zu halten.
- Curriculare Integration :
  - Bauen Sie Präventionslektionen in den bestehenden Lehrplan ein. Beispielsweise können im naturwissenschaftlichen Unterricht die Gefahren von Chemikalien behandelt werden, während im Sportunterricht die Sicherheit bei körperlichen Aktivitäten thematisiert werden kann.
- Interaktive Aktivitäten :
  - Jugendliche sind oft aufnahmefähiger, wenn das Lernen interaktiv ist. Organisieren Sie praktische Workshops, Spiele, Simulationen oder Wettbewerbe, um das Thema ansprechender zu gestalten.
- Einbeziehung der Eltern :
  - Die Eltern spielen bei der Prävention eine entscheidende Rolle. Organisieren Sie

Informationsveranstaltungen, um sie über potenzielle Gefahren aufzuklären und ihnen Tipps zu geben, wie sie die Sicherheit zu Hause erhöhen können.

- Partnerschaften mit der Gemeinschaft :
  - Arbeiten Sie mit der örtlichen Polizei, der Feuerwehr, Krankenhäusern und anderen relevanten Organisationen zusammen, um die Reichweite und die Wirkung des Programms zu erhöhen.
- Kontinuierliche   Bewertung und Verbesserung :
  - Nach der Umsetzung des Programms ist es von entscheidender Bedeutung, seine Wirksamkeit zu bewerten. Sammeln Sie Feedback, analysieren Sie Vorfälle und passen Sie das Programm entsprechend an.
- Förderung der Präventionskultur :
  - Fördern Sie eine Kultur, in der Sicherheit wertgeschätzt wird. Dazu könnte die Anerkennung von Schülern gehören, die ein sicheres Verhalten zeigen, oder die Einrichtung eines Sicherheitsclubs in der Schule.
- Regelmäßig aktualisiert :
  - Die Gesellschaft entwickelt sich weiter, ebenso wie die potenziellen Gefahren, denen Jugendliche ausgesetzt sind. Achten Sie darauf, dass Sie das Programm regelmäßig aktualisieren, damit es relevant bleibt.

Indem wir Präventionsprogramme in die Schulen integrieren, bieten wir jungen Menschen ein solides Fundament, auf dem sie eine sichere Zukunft aufbauen können. Es ist von entscheidender Bedeutung zu erkennen, dass Prävention eine Gemeinschaftsleistung ist, die das Engagement und die Zusammenarbeit aller erfordert, um das Wohlergehen unserer Kinder zu gewährleisten.

Kapitel 11:
HERAUSFORDERUNGEN
IM KRANKENHAUSUMFELD

Verwaltung von Ressourcen: personell, materiell und finanziell

Ein effektives Ressourcenmanagement ist für den reibungslosen Betrieb und den Erfolg jeder Organisation von entscheidender Bedeutung, sei es ein Krankenhaus, ein Unternehmen oder eine Bildungseinrichtung. Eine sinnvolle Zuteilung von Personal, Material und finanziellen Ressourcen gewährleistet nicht nur einen reibungslosen Betrieb, sondern maximiert auch die Produktivität und Rentabilität.

1. Humanressourcen :

Strategische Planung: Ermitteln Sie den aktuellen und zukünftigen Personalbedarf, um die organisatorischen Ziele zu erreichen.

Anwerbung und Auswahl: Führen Sie robuste Prozesse ein, um die richtigen Talente anzuziehen und auszuwählen.

Ausbildung und Entwicklung : Stellen Sie sicher, dass die Mitarbeiter gut ausgebildet sind und über die notwendigen Fähigkeiten verfügen, um die Anforderungen ihrer Position zu erfüllen.

Leistungsbewertung: Einführung regelmäßiger Bewertungssysteme, um die Leistung zu messen und Bereiche für Verbesserungen zu ermitteln.

Wohlbefinden der Mitarbeiter: Zufriedene und gesunde Mitarbeiter sind produktiver. Investieren Sie in das Wohlbefinden Ihrer Mitarbeiter.

2. Materielle Ressourcen :

Bedarfsermittlung: Bewerten Sie regelmäßig den Materialbedarf der Organisation.

Beschaffung: Beschaffen Sie die benötigten Materialien auf sinnvolle Weise, achten Sie auf Qualität und Kosteneffizienz.

Wartung: Stellen Sie sicher, dass alle Geräte und Einrichtungen gut gewartet werden, um Unterbrechungen zu vermeiden.

Inventar: Führen Sie genaue Aufzeichnungen über alle materiellen Güter, um die Nutzung, den Wertverlust und einen eventuellen Ersatz zu verfolgen.

Sicherheit: Schützen Sie Ihre materiellen Ressourcen vor Diebstahl, Beschädigung und anderen Verlusten.

3. Finanzielle Ressourcen :

Budgetierung: Erstellen Sie einen klaren Haushaltsplan, in dem die erwarteten Einnahmen und die geplanten Ausgaben detailliert aufgeführt sind.

Ausgabenverfolgung: Führen Sie genaue Aufzeichnungen über die Ausgaben, um sicherzustellen, dass sie im Rahmen des Budgets bleiben.

Risikomanagement: Erkennen und bewerten Sie potenzielle finanzielle Risiken und setzen Sie Maßnahmen zu deren Minderung um.

Berichterstattung: Erstellen Sie regelmäßige Finanzberichte, um Entscheidungsträger und Interessengruppen über die finanzielle Gesundheit der Organisation zu informieren.

Investitionen: Ziehen Sie für überschüssige Gelder sinnvolle Investitionen in Betracht, die zukünftige Renditen bieten können.

Kostenoptimierung: Suchen Sie nach Möglichkeiten, die Kosten zu optimieren und gleichzeitig die Qualität von Dienstleistungen oder Produkten zu erhalten oder zu verbessern.

Jede Art von Ressource hat ihre eigenen Herausforderungen und erfordert besondere

Aufmerksamkeit. Ein effektives Ressourcenmanagement erfordert strategische Planung, kontinuierliche Überwachung und Anpassungsfähigkeit, um den sich ändernden Bedürfnissen der Organisation gerecht zu werden. Letztendlich geht es darum, diese Ressourcen so einzusetzen, dass der Wert für die Organisation maximiert und gleichzeitig ihr langfristiger Fortbestand gesichert wird.

Sicherstellung der Qualität der Pflege in einer stressigen Umgebung

Die Arbeit im medizinischen Bereich, insbesondere in einer Spezialabteilung wie der für Brandverletzte, erfordert nicht nur klinisches Fachwissen, sondern auch die Fähigkeit, in einem oft stressigen Umfeld effizient zu arbeiten. Die Herausforderungen sind zahlreich: die Schwere der Fälle, die emotionalen Bedürfnisse der Patienten und ihrer Familien und der ständige Druck, eine qualitativ hochwertige Versorgung zu gewährleisten. Hier erfahren Sie, wie Sie die Qualität der Pflege sicherstellen und gleichzeitig mit dem Stress der Umgebung umgehen können:

1. Weiterbildung :
Die Medizin entwickelt sich ständig weiter. Um die bestmögliche Versorgung zu gewährleisten, ist es unerlässlich, mit den neuesten Techniken, Behandlungen und Forschungsergebnissen auf dem Laufenden zu bleiben. Regelmäßige Schulungen können Gesundheitsfachkräften helfen, sich angesichts der täglichen Herausforderungen kompetenter und weniger gestresst zu fühlen.

2. Klare Protokolle :
Klare Richtlinien und Protokolle zu haben, stellt sicher, dass das Personal auch in stressigen Situationen genau weiß,

welche Maßnahmen zu ergreifen sind. Dadurch werden Fehler minimiert und die Kontinuität der Pflege gewährleistet.

3. Teamunterstützung :
Kultivieren Sie ein Arbeitsumfeld, in dem sich die Mitarbeiter gegenseitig unterstützen. Teams, die gut zusammenarbeiten, können Arbeitsbelastungen teilen, Ratschläge geben und das Gefühl der Isolation verringern.

4. Supervision und Feedback :
Regelmäßige Supervisions- und Feedbackrunden ermöglichen es, potenzielle Probleme frühzeitig zu erkennen, bewährte Praktiken zu stärken und Raum für die Diskussion von Bedenken zu bieten.

5. Maßnahmen zur Stressreduktion :
Führen Sie Stressbewältigungstechniken wie Meditation, Atemübungen oder regelmäßige Pausen ein, um den Mitarbeitern zu helfen, während des Tages neue Energie zu tanken.

6. Psychologische Unterstützungsdienste :
Erkennen Sie die emotionalen Auswirkungen der Arbeit in einem stressigen Umfeld. Bieten Sie Zugang zu psychologischer Beratung oder Unterstützung für diejenigen, die diese benötigen.

7. Morbiditäts- und Mortalitätsübersichten :
Halten Sie regelmäßige Treffen ab, um Fälle zu besprechen, in denen die Ergebnisse nicht optimal waren. Dies bietet die Möglichkeit, zu lernen, die Praktiken anzupassen und die Pflege kontinuierlich zu verbessern.

8. Verpflichtung des Patienten :
Beteiligen Sie Patienten und ihre Familien aktiv an Entscheidungen, die ihre Pflege betreffen. Dies schafft eine

Pflegepartnerschaft und kann zu einer höheren Patientenzufriedenheit beitragen.

9. Technologie und Innovation :

Nutzen Sie die Technologie, um die Qualität der Versorgung zu verbessern, sei es durch elektronische Patientenakten für eine bessere Koordination der Versorgung oder durch Innovationen, die die Behandlung direkt verbessern.

10. Wertschätzung der Mitarbeiter :

Erkennen Sie die Mitarbeiter an und belohnen Sie sie regelmäßig für ihre Hingabe und harte Arbeit. Eine wertgeschätzte Belegschaft bleibt eher engagiert und motiviert.

Letztendlich liegt der Schlüssel zur Sicherung der Qualität der Pflege in einem stressigen Umfeld in der Kombination aus solider Ausbildung, robuster Unterstützung und offener Kommunikation. Wenn diese Elemente vorhanden sind, können selbst die stressigsten Herausforderungen mit Kompetenz und Sorgfalt angegangen werden.

Die Verbindung zu anderen Krankenhausabteilungen (Reanimation, Chirurgie usw.).

Die Behandlung von Patienten, insbesondere von Patienten mit schweren Verbrennungen, erfordert häufig einen multidisziplinären Ansatz. Die Abteilung für Brandverletzte arbeitet nicht isoliert, sondern eng mit anderen Krankenhausabteilungen zusammen, um eine ganzheitliche Versorgung zu gewährleisten. Diese Verbindung zu verstehen und zu optimieren, ist für eine wirksame Behandlung von entscheidender Bedeutung.

1. Bedeutung der Zusammenarbeit :

Die komplexe Natur schwerer Verbrennungen kann Komplikationen mit sich bringen, die über die Zuständigkeit einer einzelnen Abteilung hinausgehen. So kann ein Patient mit schweren Verbrennungen beispielsweise Intensivpflege, rekonstruktive Chirurgie, Atemunterstützung oder psychologische Unterstützung benötigen.

2. Reanimation :

Schwerbrandverletzte, insbesondere solche, die Verbrennungen an einem großen Teil ihres Körpers erlitten haben, müssen unter Umständen reanimiert werden, um ihre lebenswichtigen Funktionen zu stabilisieren. Eine enge Zusammenarbeit mit der Intensivstation gewährleistet einen reibungslosen Übergang für die Patienten zwischen den Stationen.

3. Chirurgie :

Die Abteilung für Verbrennungen und die chirurgische Abteilung müssen Hand in Hand arbeiten, vor allem wenn es um Verfahren wie chirurgische Débridements, Hauttransplantationen oder rekonstruktive Operationen geht. Eine reibungslose Kommunikation zwischen diesen Teams ist für die erfolgreiche Planung und Durchführung dieser Eingriffe unerlässlich.

4. Pneumologie :

Bei Patienten, die Rauch oder giftige Gase eingeatmet haben, kann es zu einer Schädigung der Atemwege kommen, die eine Behandlung durch die pneumologische Abteilung erforderlich macht. Die Beurteilung und Behandlung von Lungenschäden ist oft ein wesentlicher Bestandteil der Genesung.

5. Dermatologie :

Neben der sofortigen Behandlung von Verbrennungen können Dermatologen eine entscheidende Rolle in der

Heilungsphase und bei der Vermeidung unschöner oder entkräftender Narben spielen.

6. Psychiatrie und Psychologie :

Das Trauma, das mit einer schweren Verbrennung verbunden ist, ist nicht nur körperlich. Die Opfer können unter posttraumatischen Belastungsstörungen, Angstzuständen, Depressionen oder anderen psychischen Erkrankungen leiden. Eine angemessene psychologische Betreuung ist daher unerlässlich.

7. Physiotherapie :

Die Rehabilitation nach einer Verbrennung ist lebenswichtig, um die Mobilität zu erhalten und die Kontraktionen zu minimieren. Physiotherapeuten helfen bei der körperlichen Rehabilitation des Patienten.

8. Ernährung :

Der Energiebedarf von Patienten mit Verbrennungen ist deutlich erhöht. Daher können Ernährungsberater gebeten werden, angepasste Diäten zu entwickeln.

9. Fallmanagement und Sozialarbeiter :

Die Navigation durch die Rekonvaleszenz kann für Patienten und ihre Familien eine Herausforderung darstellen. Fallmanager und Sozialarbeiter können wertvolle Unterstützung bieten, indem sie die Pflege koordinieren und Ressourcen zur Verfügung stellen.

10. Dienststellenübergreifende Kommunikation :

Ein entscheidender Punkt ist die Gewährleistung einer transparenten und regelmäßigen Kommunikation zwischen den verschiedenen Abteilungen. Multidisziplinäre Treffen, bei denen die Fälle gemeinsam besprochen werden, können diese Zusammenarbeit erleichtern.

Jede Krankenhausabteilung bringt ihr einzigartiges Fachwissen ein, und ihre harmonische Integration ist entscheidend, um Patienten mit Verbrennungen die beste Chance auf Genesung und die Rückkehr in ein normales Leben zu bieten.

KAPITEL 12:
ZURÜCK ZUR GESELLSCHAFT
UND SELBSTAKZEPTANZ

Ästhetische Rekonstruktion: wiederherstellende Chirurgie und medizinische Tätowierung

Sobald die akute Phase einer Verbrennung bewältigt ist und die Heilung beginnt, beginnt für viele Patienten eine neue Phase: die der ästhetischen Rekonstruktion. Diese Phase ist von entscheidender Bedeutung, da sie tiefgreifende Auswirkungen nicht nur auf das körperliche Erscheinungsbild des Patienten, sondern auch auf sein emotionales und psychologisches Wohlbefinden hat.

1. Rekonstruktive Chirurgie :
Nach Verbrennungen kann sich die Haut zusammenziehen, wodurch gespannte oder deformierte Bereiche zurückbleiben. Ziel der wiederherstellenden Chirurgie ist es, die Funktion dieser Bereiche wiederherzustellen und das ästhetische Erscheinungsbild zu verbessern. Sie kann Techniken beinhalten wie :

- **Z-Plastik:** Z-förmige Einschnitte werden verwendet, um die Hautspannung neu zu ordnen oder zu verteilen.
- **Lappen:** Gewebestücke, die mit Blut versorgt werden, werden verschoben, um einen Defektbereich abzudecken.
- **Hautausdehnung:** Mithilfe von Ballons, die unter die Haut eingeführt werden, wird die gesunde Haut allmählich ausgedehnt und kann dann zum Abdecken eines benachbarten Bereichs verwendet werden.

2. Medizinische Tätowierung :

Bei der medizinischen Tätowierung oder Mikropigmentierung werden Pigmente in die Lederhaut eingebracht, um das Aussehen von Verbrennungsnarben zu verbessern. Es kann helfen bei :

- **Narben kaschieren:** Die Pigmente werden so ausgewählt, dass sie der natürlichen Hautfarbe des Patienten entsprechen, wodurch das Erscheinungsbild von Narben verringert wird.
- **Gesichtsmerkmale wiederherstellen:** Wenn eine Verbrennung Bereiche wie Augenbrauen oder Lippen in Mitleidenschaft gezogen hat, kann eine medizinische Tätowierung dabei helfen, diese Bereiche neu zu definieren.

3. Dermabrasion und chemische Peelings :

Diese Techniken zielen darauf ab, die oberflächlichen Hautschichten zu entfernen oder zu reduzieren, um die Beschaffenheit und das Aussehen von Verbrennungsnarben zu verbessern.

4. Lasertherapie :

Laser können verwendet werden, um die Farbe, Struktur und Elastizität von Narben zu verbessern. Sie können auch helfen, die Rötung oder Pigmentierung von Narben zu reduzieren.

5. Die Rolle der Psychologie :

Bei der ästhetischen Rekonstruktion geht es nicht nur um das körperliche Erscheinungsbild. Patienten können komplexe oder ambivalente Gefühle in Bezug auf die Operation haben oder sich ängstlich über den Ausgang der Operation fühlen. Psychologische Unterstützung ist von entscheidender Bedeutung, um ihnen zu helfen, durch diese Gefühle zu navigieren und fundierte Entscheidungen zu treffen.

6. Zeit und Geduld :

Die ästhetische Rekonstruktion ist oft ein langwieriger Prozess, der mehrere chirurgische Eingriffe und nicht-chirurgische Behandlungen über mehrere Jahre hinweg erfordern kann. Die Patienten müssen über diesen Weg aufgeklärt werden und es müssen realistische Erwartungen aufgestellt werden.

Die ästhetische Rekonstruktion nach einer schweren Verbrennung ist eine Reise, die die Kunst und Wissenschaft der Medizin miteinander verbindet. Obwohl der Weg lang und manchmal schwierig sein kann, bieten moderne Fortschritte die Hoffnung auf eine deutliche Verbesserung, sowohl in funktioneller als auch in ästhetischer Hinsicht, für Überlebende von Brandverletzungen.

Die Rolle von Vereinen der Opfer von Verbrennungen

Wenn ein Mensch schwere Verbrennungen erleidet, steht er nicht nur vor körperlichen, sondern auch vor emotionalen, psychologischen und sozialen Herausforderungen. Verbände von Brandopfern spielen eine unverzichtbare Rolle bei der Überbrückung der Kluft zwischen der medizinischen Erstversorgung und der Rückkehr in ein erfülltes und bereicherndes Leben. Sie fungieren als unterstützendes Netzwerk und stellen wertvolle Ressourcen für Brandopfer und ihre Familien bereit.

1. Emotionale und psychologische Unterstützung :

Die Verbände organisieren häufig Selbsthilfegruppen für Überlebende. In diesen Gruppen können die Opfer ihre Erfahrungen austauschen, ihre Herausforderungen diskutieren und Trost bei Menschen finden, die Ähnliches erlebt haben.

2. Bildung :

Die Verbände klären Überlebende über die Heilung von Verbrennungen, die Schmerzbehandlung, die rekonstruktive Chirurgie und andere Aspekte der Genesung auf. Diese Informationen können den Patienten helfen, ihre Situation zu verstehen und fundierte Entscheidungen über ihre Versorgung zu treffen.

3. Advocacy (Verteidigung der Rechte) :

Viele Organisationen setzen sich für die Rechte von Brandopfern ein und sorgen dafür, dass die bestehenden Richtlinien und Gesetze ihre Genesung und Wiedereingliederung in die Gesellschaft voll unterstützen.

4. Sensibilisierung :

Neben der Unterstützung der Opfer spielen die Verbände auch eine entscheidende Rolle bei der Sensibilisierung der Öffentlichkeit für die Gefahren, die zu Verbrennungen führen können, und für die Möglichkeiten, solche Unfälle zu verhindern.

5. Kindercamps :

Für junge Überlebende organisieren die Verbände häufig Therapiecamps. In diesen Lagern können die Kinder in einer sicheren und anregenden Umgebung zu sich selbst finden, Lebensfertigkeiten erlernen und ihr Selbstwertgefühl stärken.

6. Finanzielle Unterstützung :

Einige Verbände können finanzielle Unterstützung oder Ressourcen anbieten, um Verbrennungsopfern zu helfen, die Kosten für Behandlungen, Ausrüstung oder notwendige Anpassungen zu Hause zu decken.

7. Ressourcen für die Rehabilitation :

Außerdem bieten sie Informationen über Rehabilitationszentren, Therapeuten und andere medizinische Fachkräfte, die sich auf die Behandlung von Verbrennungen spezialisiert haben.

8. Foren und Workshops :
Diese Veranstaltungen bieten Überlebenden, Familien und Fachleuten die Möglichkeit, sich zu treffen und Wissen, Erfahrungen und bewährte Verfahren auszutauschen.

9. Unterstützung der Forschung :
Viele Verbände unterstützen die Forschung im Bereich der Behandlung von Verbrennungen, der rekonstruktiven Chirurgie und innovativer Therapien, in der Hoffnung, kontinuierliche Verbesserungen bei der Behandlung von Verbrennungen zu erreichen.

Organisationen von Brandopfern spielen eine facettenreiche Rolle, die sowohl die Unterstützung von Patienten als auch die Sensibilisierung der breiten Öffentlichkeit umfasst. Ihre Arbeit, die oft von Leidenschaft und Empathie getragen wird, ist ein wesentlicher Bestandteil des Ökosystems der Versorgung von Brandopfern.

Dem Patienten helfen, seinen Platz wiederzufinden: berufliche, soziale und familiäre Unterstützung

Die Heilung einer schweren Verbrennung geht weit über die körperliche Wiederherstellung hinaus. Die Narbe, ob sichtbar oder verborgen, kann die Identität einer Person, ihr Zugehörigkeitsgefühl und ihre Fähigkeit, mit der Außenwelt zu interagieren, tiefgreifend beeinflussen. Es ist ein Weg, der einen ganzheitlichen Ansatz erfordert, bei dem der Schwerpunkt auf der beruflichen, sozialen und familiären Rehabilitation liegt.

1. Professionelle Unterstützung :
- **Ausbildung und Rehabilitation: Es** können Workshops organisiert werden, um den Opfern zu helfen, neue Fähigkeiten zu erwerben oder ihre vorhandenen Fähigkeiten an neue berufliche Rollen anzupassen.
- **Beratung bei der Berufswahl:** Spezialisten können Patienten durch die Karriereoptionen führen, die zu ihrer neuen Realität passen.
- **Anpassungen am Arbeitsplatz:** Sorgen Sie für die notwendigen Anpassungen, z. B. flexible Arbeitszeiten, eine ergonomische Umgebung oder den Zugang zu medizinischen Geräten.

2. Soziale Unterstützung :
- **Gruppentherapien:** Diese Sitzungen bieten den Patienten einen Raum, in dem sie ihre Erfahrungen, Ängste und Hoffnungen mit anderen teilen können, die einen ähnlichen Hintergrund haben.
- **Soziale Aktivitäten und Freizeitaktivitäten:** Sie fördern die Interaktion und den Wiederaufbau des Selbstvertrauens. Die Teilnahme an Aktivitäten wie Sport, Kunst oder Musik kann besonders therapeutisch sein.
- **Sensibilisierungsveranstaltungen:** Die Teilnahme an Veranstaltungen, die über das Trauma von Verbrennungen aufklären, kann den Erfahrungen der Betroffenen eine Bedeutung verleihen und helfen, das Stigma zu verringern.

3. Familiäre Unterstützung :
- **Familientherapie:** Die Verbrennung eines Familienmitglieds kann die Familiendynamik verändern. Die Therapie hilft, Spannungen zu lösen, die Rollen zu klären und die Bindung zu stärken.
- **Schulungen für pflegende Angehörige:** Familienmitglieder müssen möglicherweise geschult

werden, um den Patienten bei der täglichen Routine oder der medizinischen Versorgung zu unterstützen.

- **Austauschmöglichkeiten für Angehörige:** Selbsthilfegruppen für Angehörige können diesen helfen, mit ihrem eigenen Stress umzugehen und den Patienten besser zu unterstützen.

4. Integration der Gemeinschaft :

- **Mentorenprogramme:** Ehemalige Patienten können als Mentoren für neue Patienten fungieren, indem sie ihnen eine einzigartige und beruhigende Perspektive vermitteln.
- **Verbindung zu kommunalen Diensten:** Dadurch wird sichergestellt, dass die Patienten Zugang zu Diensten wie behindertengerechtem Transport, Hilfsprogrammen oder Wohninitiativen haben.

5. Unterstützung des Selbstwertgefühls :

- **Imageberatung:** Wenn Sie den Patienten beibringen, wie sie mit Kleidung oder Make-up die Sichtbarkeit der Narben beeinflussen können, kann dies ihr Selbstbewusstsein stärken.
- **Individuelle psychologische Unterstützung:** Eine Einzeltherapie kann helfen, Probleme mit dem Selbstwertgefühl, dem Body Shaming oder der Identität anzugehen.

Der Weg zu einem erfüllten Leben nach einer schweren Verbrennung ist ein beschwerlicher Weg. Mit der richtigen Unterstützung, die die berufliche, soziale und familiäre Dimension abdeckt, kann ein Patient jedoch nicht nur gesund werden, sondern auch gedeihen, seinen Platz in der Gesellschaft wiederfinden und ein reiches und erfülltes Leben führen.

Kapitel 13:
WEITERBILDUNG UND FORSCHUNG

Konferenzen, Webinare
und Workshops zu folgen

Im medizinischen Bereich und insbesondere bei der Behandlung von Brandverletzten ist die ständige Weiterbildung von entscheidender Bedeutung, um auf dem neuesten Stand des Wissens und der Praxis zu bleiben. Medizinische Fachkräfte müssen sich über neue Techniken, innovative Forschung und bewährte Verfahren auf dem Laufenden halten, um den Patienten die bestmögliche Versorgung zu bieten. Konferenzen, Webinare und Workshops sind hervorragende Möglichkeiten, sich weiterzubilden, zu vernetzen und Wissen auszutauschen.

1. Konferenzen :
   - **Internationale Kongresse:** Diese Veranstaltungen bringen Experten aus der ganzen Welt zusammen. Sie bieten einen Überblick über die Fortschritte in der Behandlung von Brandverletzungen und ermöglichen einen fruchtbaren Austausch zwischen Fachleuten.
   - **Nationale Konferenzen:** Diese eher lokal begrenzten Veranstaltungen bieten die Gelegenheit, Themen zu behandeln, die für eine bestimmte Region oder eine bestimmte Bevölkerung spezifisch sind.

2. Webinare :
   - **Bildungsserien:** Einige Organisationen oder Verbände bieten Bildungsserien zu bestimmten Themen an, sodass Berufstätige ihr Wissen vertiefen können, ohne sich auf den Weg machen zu müssen.

- **Präsentationen neuerer Forschungsergebnisse :** Die schnelle Verbreitung neuer Entdeckungen ist im medizinischen Bereich von entscheidender Bedeutung. Webinare sind eine hervorragende Möglichkeit, diese Fortschritte in Echtzeit zu teilen.

3. Workshops (Workshops) :
  - **Praktische Workshops:** Dies sind interaktive Sitzungen, in denen die Teilnehmer neue Techniken unter der Aufsicht von Experten üben können. Sie können sich auf Themen wie Schmerzmanagement, Verbandstechniken oder wiederherstellende Chirurgie beziehen.
  - **Klinische Simulationen:** In diesen Workshops können Fachkräfte reale klinische Szenarien simulieren, um ihre Fähigkeiten zu verbessern.

Wie wählt man die richtigen Veranstaltungen aus?
  - **Prüfen Sie die Redner:** Sich über die eingeladenen Experten und die von ihnen behandelten Themen zu informieren, kann einen Eindruck davon vermitteln, ob die Veranstaltung für Ihre berufliche Praxis relevant ist.
  - **Lesen Sie Kritiken:** Das Feedback anderer Fachleute kann dabei helfen, festzustellen, ob die Veranstaltung relevant und von hoher Qualität ist.
  - **Logistik berücksichtigen:** Obwohl die Inhalte entscheidend sind, müssen auch die Kosten, der Standort und das Format der Veranstaltung (persönlich, online, hybrid) berücksichtigt werden.

Konferenzen, Webinare und Workshops spielen eine lebenswichtige Rolle bei der Weiterbildung von Gesundheitsfachkräften. Für diejenigen, die mit Brandverletzten arbeiten, bieten diese Veranstaltungen eine einzigartige Gelegenheit, in die Fortschritte auf diesem Gebiet einzutauchen, sich mit Gleichgesinnten auszutauschen und ihre Fähigkeiten zu verbessern, um die Qualität der Patientenversorgung zu steigern.

Die Bedeutung der klinischen Forschung: Fortschritte und Entdeckungen

Die klinische Forschung ist die treibende Kraft hinter jedem medizinischen Fortschritt. Sie ermöglicht es, neue Erkenntnisse zu gewinnen, neue Behandlungsmethoden zu entwickeln und bestehende Protokolle zu verbessern. Im Bereich der Verbrennungen ist die Bedeutung der klinischen Forschung noch entscheidender, denn sie verspricht eine schnellere Heilung, weniger invasive Techniken, weniger Schmerzen und eine bessere Lebensqualität für die Patienten.

1. Warum ist die klinische Forschung von entscheidender Bedeutung?
- **Die Mechanismen von Verbrennungen verstehen:** Die Forschung trägt dazu bei, die physiologischen, immunologischen und zellulären Reaktionen, die bei Verbrennungen auftreten, besser zu verstehen.
- **Bewertung von Behandlungen:** Die Forschung ermöglicht es, die Wirksamkeit und Sicherheit neuer Behandlungen, Medikamente oder chirurgischer Techniken zu bewerten.
- **Personalisierte Ansätze:** Jeder Patient ist einzigartig, und die klinische Forschung zielt darauf ab, maßgeschneiderte Behandlungen zu entwickeln, die auf die spezifischen Bedürfnisse jedes Einzelnen zugeschnitten sind.

2. Jüngste Fortschritte durch klinische Forschung :
- **Hauttransplantationen:** Die Entwicklung fortschrittlicher Techniken für Hauttransplantationen, einschließlich der Verwendung von im Labor

gezüchteter Haut, hat die Behandlung von Brandverletzten revolutioniert.

- **Schmerzbehandlung:** Die Erforschung neuer Schmerzmittel und nicht-medikamentöser Methoden wie Virtual Reality hat zu einem besseren Umgang mit den Schmerzen der Patienten geführt.
- **Intelligente Pflaster:** Diese Pflaster, die mit Antibiotika imprägniert sind oder den Feuchtigkeitsgehalt der Wunde überwachen können, ermöglichen eine genauere Überwachung und eine bessere Wundheilung.

3. Vielversprechende Entdeckungen am Horizont :
- **Zelltherapie:** Die Verwendung von Stammzellen zur Regeneration von beschädigtem Gewebe ist ein schnell wachsendes Gebiet.
- **Nanotechnologie:** Die Verwendung von Nanopartikeln, um Medikamente direkt in die Wunde zu bringen oder um Verbände mit einzigartigen Eigenschaften herzustellen, hat ein großes Potenzial.
- **Bioprinting:** Der 3D-Druck von Hautgewebe ist ein faszinierendes Forschungsgebiet, das die Möglichkeit bietet, für jeden Patienten maßgeschneiderte Transplantate herzustellen.

4. Herausforderungen der klinischen Forschung :
- **Ethik:** Jede klinische Prüfung muss nach ethischen Grundsätzen durchgeführt werden, um die Sicherheit und das Wohlergehen der Patienten zu gewährleisten.
- **Finanzierung:** Forschung erfordert Ressourcen, und die Finanzierung ist trotz der entscheidenden Bedeutung der klinischen Forschung nach wie vor eine große Herausforderung.
- **Übernahme neuer Methoden:** Die Integration von Forschungsergebnissen in die tägliche klinische Praxis erfordert Zeit und Ressourcen.

Die klinische Forschung ist untrennbar mit der Entwicklung der Behandlung von Brandverletzten verbunden. Jede Entdeckung, jeder Fortschritt bietet einen Hoffnungsschimmer für Patienten, die oft mit starken Schmerzen und großen Herausforderungen in ihrem Heilungsprozess konfrontiert sind. Es ist der Forschung zu verdanken, dass die Medizin weiterhin Fortschritte macht, innovativ ist und das Leben derer, die von ihr abhängig sind, verbessert.

Publikationen und Fachzeitschriften: Auf dem Laufenden bleiben

In der dynamischen Welt der Medizin sind die Angehörigen der Gesundheitsberufe ständig mit neuen Informationen konfrontiert. Medizinische Entdeckungen, technologische Fortschritte und die Weiterentwicklung klinischer Empfehlungen erfolgen in einem rasanten Tempo. Für einen Krankenpfleger oder eine andere Fachkraft, die im Bereich der Behandlung von Brandverletzungen tätig ist, ist es nicht nur für eine qualitativ hochwertige Versorgung unerlässlich, auf dem neuesten Stand zu sein, sondern auch eine ethische Verpflichtung. Hier kommen Publikationen und Fachzeitschriften ins Spiel.

1. Warum sind Fachpublikationen entscheidend?
- **Aktueller Wissensstand:** Die Zeitschriften bieten einen Überblick über die neuesten Forschungsergebnisse und ermöglichen es Fachkräften, sich über neue Techniken, Therapien oder Medikamente zu informieren.
- **Peer-Review:** Studien, die in Fachzeitschriften veröffentlicht werden, durchlaufen in der Regel ein Peer-Review-Verfahren, das die Qualität und Zuverlässigkeit der Informationen sicherstellt.

- **Interprofessioneller Austausch:** Hier können Experten ihre Erfahrungen austauschen, voneinander lernen und zusammenarbeiten, um die Patientenversorgung zu verbessern.

2. Einige wichtige Zeitschriften im Bereich Verbrennungen :
- **"Burns":** Diese internationale Zeitschrift deckt alle Aspekte von Verbrennungen ab, von der Grundlagenforschung bis zur klinischen Versorgung.
- **"Journal of Burn Care & Research":** Es bietet Informationen über die neuesten Fortschritte in der Pflege und Rehabilitation von Brandverletzten.
- **"Annals of Burns and Fire Disasters":** mit Schwerpunkt auf Brandkatastrophen und deren medizinische Folgen.

3. Wie können die neuen Informationen in die tägliche Praxis integriert werden?
- **Fortlaufende Schulungen:** Workshops, Seminare und Konferenzen, die auf aktuellen Artikeln basieren, ermöglichen es, neue Erkenntnisse direkt in die klinische Praxis zu integrieren.
- **Diskussionsgruppen:** Regelmäßige Treffen mit Kollegen, bei denen die neuesten Veröffentlichungen besprochen werden, können einen bereichernden Austausch und konkrete Anwendungen anregen.
- **Moderne Technologien:** Digitale Anwendungen und Plattformen bieten heute Zusammenfassungen, Analysen und Kommentare zu aktuellen Artikeln und erleichtern so den Zugang und das Verständnis der Informationen.

4. Herausforderungen :
- **Informationsmenge:** Die Fülle an neuen Veröffentlichungen kann überwältigend sein. Es ist wichtig, dass Sie lernen, Informationen zu filtern und zu priorisieren.

- **Konstruktive Kritik:** Nicht jeder Artikel oder jede Studie ist klinisch relevant. Fachleute müssen eine kritische Haltung entwickeln, um die Gültigkeit und Anwendbarkeit von Informationen zu beurteilen.

Fachpublikationen und -zeitschriften sind ein Grundpfeiler der medizinischen Weiterbildung. Sie stellen eine Brücke zwischen der klinischen Forschung und der täglichen Realität des Patienten dar. Für Krankenpfleger und alle anderen Angehörigen der Gesundheitsberufe ist die regelmäßige und kritische Lektüre dieser Zeitschriften ein wesentlicher Schritt, um eine evidenzbasierte Versorgung zu gewährleisten und den Bedürfnissen der Patienten bestmöglich gerecht zu werden.

Kapitel 14:
ERFAHRUNGSBERICHTE UND FALLSTUDIEN

Herausforderungen und Siege: Erzählungen von Krankenpflegern

Tauchen wir ein in das Herz der Abteilung für schwere Verbrennungen, wo jeder Tag eine Mischung aus intensiven Herausforderungen und persönlichen und beruflichen Siegen ist. Hinter jedem Verband und jeder Infusion verbirgt sich eine menschliche Geschichte. Durch die Erzählungen der Krankenpfleger erfahren Sie mehr über den Alltag dieser Helden im Schatten, die mit Leidenschaft und Hingabe für ihre Patienten kämpfen.

1. Sarah: Die Bedeutung der ersten Stunde

Sarah berichtet von ihrer ersten Erfahrung mit einem Patienten, der an mehr als 60 % seines Körpers Verbrennungen erlitten hat. Die erste Stunde wird oft als "Goldene Stunde" bezeichnet, da in dieser Zeit ein schnelles Eingreifen den entscheidenden Unterschied ausmachen kann. Sarah gelang es trotz ihrer Angst und des Drucks, ihren Patienten zu stabilisieren und so den Weg für die Chirurgen effektiv zu ebnen. Sie betont die Notwendigkeit einer ständigen Weiterbildung, die ihr das nötige Selbstvertrauen gegeben hat, um schnell und effektiv zu handeln.

2. Benjamin: Die Herausforderung des Schmerzes

Benjamin berichtet von den Momenten, in denen er sich angesichts der starken Schmerzen seiner Patienten hilflos fühlt. Trotz Schmerzmitteln und sorgfältiger Pflege sind die Schmerzen manchmal unüberwindbar. Doch gerade in diesen schwierigen Momenten hat er gelernt, etwas anderes zu bieten: eine beruhigende Präsenz, eine Hand, die man halten kann, ein aufmerksames Zuhören. Manchmal ist der größte Sieg einfach nur, da zu sein.

3. Leïla: Unsichtbare Siege
Leïla spricht von diesen Siegen, die nicht immer äußerlich sichtbar sind, sondern sich tief in der Seele bemerkbar machen. Sie erinnert sich an eine Patientin, deren körperliche Wunden fast verheilt waren, deren emotionale Narben aber noch immer lebhaft waren. Durch die enge Zusammenarbeit mit Psychologen und Therapeuten konnte Leïla ihrer Patientin helfen, die Kraft zu finden, ihr Trauma zu überwinden.

4. Ahmed: Die Macht der Unterstützung
Ahmed betont, wie wichtig die Teamarbeit in der Abteilung für Brandverletzte ist. Jeder Patient ist ein gemeinsames Projekt, eine gemeinsame Aufgabe. Die Krankenpfleger sind nicht allein, sondern werden von einem engagierten Team von Fachleuten unterstützt. Ahmed erzählt von den Momenten, in denen er erschöpft war, aber durch die Unterstützung seiner Kollegen Kraft schöpfte und Herausforderungen in gemeinsame Siege verwandelte.

5. Clémence: Hoffnung geben
Für Clémence ist der größte Sieg, wenn ein Patient wieder Hoffnung schöpfen kann. Sie erzählt von einem jungen Mann, der nach einem schweren Unfall seinen Lebenswillen verloren hatte. Durch aufopferungsvolle Pflege, ständige Ermutigung und eine angepasste Rehabilitation sah sie, wie dieser Patient nach und nach seine Lebensfreude wiedererlangte, was symbolisch für den Grund steht, warum sie diesen Beruf gewählt hat.

Diese Geschichten sind nur einige von vielen, aber sie bieten einen wertvollen Einblick in das Leben auf einer Station für Brandverletzte. Jeder Krankenpfleger, jede medizinische Fachkraft hat seine eigenen

Herausforderungen und Siege und gestaltet Tag für Tag die Geschichte dieses ganz besonderen medizinischen Bereichs.

Geschichten der Resilienz:
Patienten und ihre Wege

Resilienz, die Fähigkeit, angesichts von Widrigkeiten wieder auf die Beine zu kommen, steht oft im Mittelpunkt des Lebenslaufs von Patienten auf der Station für schwere Verbrennungen. Verbrennungen, ob durch einen Unfall oder absichtlich herbeigeführt, hinterlassen nicht nur tiefe Spuren im Körper, sondern auch im Geist. Doch mit der richtigen Unterstützung und unerschütterlicher Entschlossenheit gelingt es vielen Patienten, ihre Schicksalsschläge zu überwinden und sich neu zu erfinden. Anhand einiger ergreifender Geschichten wollen wir den Mut und das Durchhaltevermögen dieser gebrochenen, aber niemals besiegten Seelen kennenlernen.

1. Amelie: Wiedergeburt nach dem Unfall
Amélie war mit ihrer Familie im Urlaub, als ein schlecht geführtes Grillfest zu einer Tragödie wurde. Da sie an über 40 % ihres Körpers Verbrennungen erlitt, musste sie nicht nur mit körperlichen Schmerzen fertig werden, sondern auch mit der Anpassung an ein neues Selbstbild. Dank eines fürsorglichen Ärzteteams und einer eng verbundenen Familie hat Amélie heute ihr Leben wieder aufgenommen und trägt ihre Narben wie die Stigmata einer Kriegerin.

2. David: Von der Straße zur Renaissance
David war obdachlos, als er Opfer eines Überfalls wurde, bei dem er schwere Verbrennungen erlitt. Da er keine Familie hatte, die ihn unterstützte, wurde das Team der

Verbrennungsstation zu seiner neuen Familie. Neben der körperlichen Pflege erhielt er auch psychosoziale Unterstützung, die ihm half, sein Selbstvertrauen wiederzuerlangen. Heute ist David ein aktiver Aktivist für die Rechte von Obdachlosen und spricht oft über seine Widerstandsfähigkeit, um andere zu inspirieren.

3. Fatima: Kriegsverletzungen und die Suche nach Identität

Fatima stammte aus einem Konfliktgebiet und wurde Opfer eines Bombenangriffs. Sie wurde evakuiert und versorgt und musste sich nicht nur von ihren körperlichen Verletzungen erholen, sondern auch das Kriegstrauma überwinden. Ihre Pflege wurde durch eine intensive psychologische Betreuung ergänzt, und sie konnte dank der Solidarität zahlreicher Organisationen ein neues Leben in einem friedlichen Land beginnen.

4. Julien: Die Suche nach Vergebung

Julien hat sich als Chemiestudent bei einem Laborunfall Verbrennungen zugezogen. Da er sich für seine eigenen Verletzungen schuldig fühlte, musste er lernen, sich selbst zu vergeben. Sein Heilungsprozess war sowohl emotional als auch körperlich, und er betont die entscheidende Rolle der Psychotherapie bei seiner Rehabilitation. Heute ist er Lehrer und unterrichtet mit Leidenschaft, wobei er seine Geschichte als Lektion in Sachen Resilienz für seine Schüler nutzt.

5. Lea: Unterstützung als Grundpfeiler

Lea war noch ein Baby, als sie Opfer eines Hausbrandes wurde. Ihre Eltern waren am Boden zerstört und mussten sie auf ihrem Weg der Genesung begleiten. Ihre Mutter erzählt von ihrem gemeinsamen Weg, von den Herausforderungen, den Tränen, aber auch von den Siegen und dem Lächeln. Lea ist heute ein erfüllter Teenager, und ihre Familie ist der lebende Beweis dafür, dass mit Liebe und Unterstützung alles möglich ist.

Diese einzigartigen und inspirierenden Lebensläufe erinnern daran, dass Resilienz eine Kraft ist, die in jedem von uns schlummert. Sie wartet nur darauf, durch Hoffnung, Unterstützung und unerschütterliche Entschlossenheit geweckt zu werden.

Lehren aus schwierigen Situationen

Der Weg eines Krankenpflegers auf der Station für Brandverletzte ist mit Herausforderungen gepflastert. Jeder Patient hat seine eigene Geschichte, seinen eigenen Schmerz und einen inneren Kampf, den es zu bestehen gilt. Aber es sind auch die Momente des Unglücks, in denen Gesundheitsfachkräfte wertvolle Lektionen lernen, die ihr Fachwissen und ihre Menschlichkeit prägen. Indem sie in die schwierigsten Situationen eintauchen, werden hier einige der zeitlosen Lektionen vorgestellt, die daraus gezogen wurden.

1. Aktives Zuhören ist therapeutisch
Patienten, die schwere Verbrennungen erlitten haben, leiden nicht nur unter ihren körperlichen Verletzungen. Ebenso akut sind die emotionalen und psychologischen Schmerzen. Ein aufmerksames Zuhören, ohne zu urteilen, kann echte Entlastung bieten und den Patienten die Möglichkeit geben, ihre Ängste, Hoffnungen und Frustrationen zu verbalisieren.

2. Die Bedeutung von Geduld
Die Heilung nach einer schweren Verbrennung ist ein langer und beschwerlicher Prozess. Der Krankenpfleger muss lernen, mit seiner Ungeduld umzugehen und diese Fähigkeit, zu warten, an seine Patienten weiterzugeben.

Jede kleine Verbesserung muss gefeiert werden, wobei man sich darüber im Klaren sein muss, dass es ein langer Weg sein wird.

3. Flexibilität ist entscheidend

Jede Verbrennung und jeder Patient ist einzigartig. Was bei dem einen funktioniert, kann bei dem anderen nicht funktionieren. Der Krankenpfleger muss bereit sein, sich anzupassen, zu improvisieren und kreative Lösungen für unerwartete Herausforderungen zu finden.

4. Interdisziplinäre Zusammenarbeit ist der Schlüssel

Die Behandlung von Brandverletzten erfordert einen ganzheitlichen Ansatz. Von der Chirurgie über die Physiotherapie bis hin zur psychologischen Unterstützung spielen alle Berufsgruppen eine entscheidende Rolle. Zu lernen, im Team zu arbeiten, das Fachwissen jedes Einzelnen zu respektieren und effektiv zu kommunizieren, sind zentrale Lektionen.

5. Sich bewahren, um besser zu pflegen

Angesichts der täglichen Schmerzen und des täglichen Leidens kann sich der Krankenpfleger überfordert fühlen. Er lernt schnell, wie wichtig es ist, auf sich selbst zu achten, die Anzeichen eines Burnouts zu erkennen und sich bei Bedarf Unterstützung zu holen.

6. Feiern Sie jeden Sieg, egal wie klein er ist

In der oft angespannten Umgebung einer Verbrennungsstation ist es von entscheidender Bedeutung, an den positiven Momenten festzuhalten. Jede Wundheilung, jedes Lächeln, jeder Schritt in Richtung Heilung ist ein Sieg, den es zu feiern gilt.

7. Menschlichkeit an erster Stelle

Jenseits von Techniken, Medikamenten und Verfahren ist es die Menschlichkeit, die sich in das Gedächtnis des

Krankenpflegers einprägt. Mitgefühl, Empathie und Respekt sind die Grundpfeiler der Pflege.

Letztendlich ist jede schwierige Situation eine Gelegenheit, um zu lernen und zu wachsen. Diese manchmal hart erarbeiteten Lektionen sind das Fundament, auf dem die hervorragende Qualität der Abteilung für Brandverletzte beruht.

Kapitel 15:
DER KRANKENPFLEGER,
SÄULE EINES MULTIDISZIPLINÄREN
TEAMS

Mit plastischen Chirurgen arbeiten

Der Bereich der plastischen Chirurgie ist eng mit der Behandlung von Brandverletzungen verbunden. Bei Eingriffen zur Rekonstruktion, Transplantation und ästhetischen Verbesserung ist häufig das Fachwissen von plastischen Chirurgen gefragt. Aus diesem Grund ist die Zusammenarbeit zwischen Krankenpflegern, die auf Brandverletzte spezialisiert sind, und diesen Chirurgen nicht nur notwendig, sondern von entscheidender Bedeutung. In diesem interdisziplinären Umfeld zeigt sich die Partnerschaft zwischen diesen beiden Berufsgruppen wie folgt.

1. Präoperative Vorbereitung
Vor jedem chirurgischen Eingriff spielt der Krankenpfleger eine entscheidende Rolle bei der Vorbereitung des Patienten. Dazu gehören die Beurteilung des Allgemeinzustands des Patienten, die Überprüfung der Krankengeschichte, die Vorbereitung der Haut um die Verbrennungsstelle und das Anbringen der erforderlichen medizinischen Geräte. Die Zusammenarbeit mit dem plastischen Chirurgen ist entscheidend, um sicherzustellen, dass alle Bedingungen für die Operation optimal sind.

2. Unterstützung während der Operation
Auch wenn der plastische Chirurg im Mittelpunkt des chirurgischen Eingriffs steht, bleibt der Krankenpfleger ein wichtiges Glied in diesem Prozess. Er unterstützt den

Chirurgen, indem er die notwendigen Instrumente bereitstellt, die Vitalzeichen des Patienten überwacht und dafür sorgt, dass alles unter optimalen hygienischen Bedingungen abläuft.

3. Postoperative Pflege
Nach Abschluss des Eingriffs ist der Krankenpfleger häufig für die postoperative Pflege zuständig. Diese Pflege umfasst die Überwachung der Vitalzeichen, die Schmerzbehandlung, die Wundversorgung, die Nachsorge von Transplantaten und die Vermeidung von Komplikationen. Eine regelmäßige Kommunikation mit dem plastischen Chirurgen ermöglicht es, die Pflege an die Entwicklung des Patienten anzupassen.

4. Bildung und Beratung
Krankenpfleger, die von plastischen Chirurgen unterstützt werden, spielen eine wichtige Rolle bei der Aufklärung der Patienten. Sie informieren sie über die bevorstehenden Schritte, die zu treffenden Vorsichtsmaßnahmen, den Heilungsprozess und beantworten ihre Fragen. Diese Phase ist entscheidend, um den Patienten zu beruhigen und ihn auf den weiteren Verlauf der Behandlung vorzubereiten.

5. Reviews und Fallbesprechungen
Die Komplexität von Fällen mit schweren Verbrennungen erfordert oft interdisziplinäre Überprüfungen. Krankenpfleger und plastische Chirurgen treffen sich regelmäßig, um die Fälle zu besprechen, ihre Beobachtungen auszutauschen und die Behandlungspläne anzupassen.

6. Weiterbildung
Die plastische Chirurgie ist ein Bereich, der sich ständig weiterentwickelt. Daher müssen Krankenpfleger häufig an Schulungen teilnehmen, um mit den neuesten Techniken

und Entdeckungen Schritt zu halten. Plastische Chirurgen können eine entscheidende Rolle spielen, indem sie ihr Wissen weitergeben und das Team schulen.

Insgesamt ist die Beziehung zwischen dem Krankenpfleger für Brandverletzte und dem plastischen Chirurgen eine symbiotische. Jeder bringt seine Fähigkeiten, sein Wissen und seine Leidenschaft in den Dienst der Genesung der Patienten. Gemeinsam bilden sie ein starkes Team, das selbst die komplexesten Herausforderungen meistern kann.

Die Zusammenarbeit mit Inesitherapeuten und Ergotherapeuten

Wenn ein Patient an schweren Verbrennungen leidet, ist die Genesung oft ein multidisziplinärer Weg, bei dem jeder Fachmann seinen Teil dazu beiträgt. Sie arbeiten Hand in Hand mit den Krankenpflegern, um die körperliche und funktionelle Rehabilitation der Patienten zu gewährleisten.

1. Erstversorgung und Bewertung
Bei der Aufnahme des Patienten arbeitet der Krankenpfleger eng mit dem Physiotherapeuten zusammen, um das Ausmaß und die Schwere der Verbrennungen sowie die möglichen Auswirkungen auf die Mobilität zu beurteilen. Der Ergotherapeut wiederum beurteilt die funktionellen Fähigkeiten des Patienten, insbesondere in Bezug auf die Aktivitäten des täglichen Lebens.

2. Verhinderung von Folgeerkrankungen
Wenn Verbrennungen heilen, können sie zu Verspannungen und Gelenksteifigkeit führen. Der Physiotherapeut sorgt für eine optimale Beweglichkeit der betroffenen Gelenke,

während der Krankenpfleger mit topischen Behandlungen für eine gute Hydratation und Elastizität der Haut sorgt.

3. Funktionelle Rehabilitation
Der Ergotherapeut kümmert sich darum, dass der Patient wieder lernt, alltägliche Dinge wie Kleidung, Essen oder Schreiben zu erledigen. Diese Zusammenarbeit ist wichtig, damit der Patient seine Selbstständigkeit wiedererlangt und besser mit den Folgen leben kann.

4. Anlegen von Orthesen
Bei manchen Patienten können Orthesen erforderlich sein, um Fehlstellungen vorzubeugen oder zu behandeln. Die Ergotherapeutin bestimmt in Zusammenarbeit mit dem Krankenpfleger, ob, wann und in welcher Form diese Hilfsmittel benötigt werden.

5. Umgang mit Schmerzen
Der Physiotherapeut bietet oft nichtmedikamentöse Lösungen zur Schmerzbehandlung an, wie z. B. spezielle Übungen oder Entspannungstechniken. Der Krankenpfleger seinerseits kann die medikamentöse Behandlung auf der Grundlage des Feedbacks des Physiotherapeuten und der Bedürfnisse des Patienten anpassen.

6. Langfristige Beobachtung
Auch nach der Entlassung aus dem Krankenhaus hört die Zusammenarbeit nicht auf. Krankenpfleger, Physiotherapeuten und Ergotherapeuten arbeiten oft zusammen, um die Patienten zu Hause weiter zu betreuen, um sicherzustellen, dass der Patient weitere Fortschritte macht, und um die Pflege an die veränderten Umstände anzupassen.

7. Bildung und Beratung

Die drei Fachkräfte spielen eine entscheidende Rolle bei der Aufklärung der Patienten. Sie bieten praktische Ratschläge, Techniken für einen besseren Alltag und Ressourcen, um ihre Verletzungen besser zu verstehen und zu bewältigen.

Die Zusammenarbeit zwischen Krankenpfleger, Physiotherapeut und Ergotherapeut ist eine wertvolle Allianz, die das optimale Wohlbefinden des Patienten zum Ziel hat. Jeder Fachmann bringt sein Spezialgebiet ein, aber nur durch ihre gemeinsame Arbeit ermöglichen sie es dem Patienten, nach einem so schweren Trauma wie einer schweren Verbrennung wieder ein möglichst normales Leben zu führen.

Die Bedeutung der Kommunikation mit der Familie

Im Mittelpunkt der Pflege von Patienten mit Verbrennungen steht die Kommunikation mit der Familie. Die oft traumatischen Verletzungen hinterlassen nicht nur körperliche, sondern auch emotionale Narben, sowohl bei den Patienten als auch bei ihren Angehörigen. Als Krankenpfleger auf einer Station für Brandverletzte ist die Fähigkeit, eine vertrauensvolle Beziehung zu den Angehörigen aufzubauen, ebenso wichtig wie die direkte Pflege des Patienten.

1. Beruhigung in kritischen Momenten

Bei der Aufnahme eines Patienten mit schweren Verbrennungen wird die Familie oft von Furcht und Angst überwältigt. Die ersten Stunden sind entscheidend, um einen Dialog aufzubauen. Der Krankenpfleger muss klare Informationen über den Zustand des Patienten, die bevorstehenden Verfahren und die Prognose liefern. Diese

Transparenz beruhigt die Familie und **bereitet** sie gleichzeitig **auf mögliche zukünftige Herausforderungen vor.**

2. Austausch über Fortschritte und Herausforderungen

Die Heilung von Verbrennungen ist ein langwieriger Prozess, der oft mit Komplikationen verbunden ist. Die Familie regelmäßig über Fortschritte, aber auch über Hindernisse auf dem Laufenden zu halten, ist entscheidend für die Aufrechterhaltung einer vertrauensvollen Beziehung. Dies ermöglicht es der Familie, den Behandlungspfad zu verstehen, sich mental vorzubereiten und ihre Unterstützung entsprechend anzupassen.

3. Emotionale und psychologische Unterstützung

Die Rolle des Krankenpflegers beschränkt sich nicht auf die medizinische Kommunikation. Ein offenes Ohr für die Sorgen, Ängste und Zweifel der Angehörigen zu haben, ist von größter Bedeutung. Sie an Fachleute wie Psychologen oder Selbsthilfegruppen zu verweisen, kann von Vorteil sein, um ihnen zu helfen, mit Stress und emotionalen Schocks umzugehen.

4. Ausbildung und Bildung

Je näher die Entlassung des Patienten rückt, desto wichtiger wird die Rolle des Krankenpflegers bei der Aufklärung der Familie. Dazu gehört, sie in der häuslichen Pflege, im Erkennen von Anzeichen für Komplikationen und in den speziellen Bedürfnissen des Patienten in Bezug auf Ernährung, Hygiene oder Bewegung zu schulen.

5. Erleichtern Sie die Einbeziehung der Familie

Die Familie zu ermutigen, sich aktiv an der Pflege zu beteiligen, kann die Erfahrungen des Patienten verbessern. Sei es, dass sie bei der Mobilisierung helfen, an Physiotherapie-Sitzungen teilnehmen oder einfach bei der täglichen Pflege anwesend sind, ihre Einbeziehung ist für den Patienten eine Quelle der Ermutigung und des Trostes.

6. Respektieren Sie die Familiendynamik

Jede Familie ist einzigartig. Der Krankenpfleger muss die kulturellen, religiösen und individuellen Unterschiede respektieren und gleichzeitig sicherstellen, dass die Bedürfnisse des Patienten im Vordergrund stehen.

Die Kommunikation mit der Familie ist nicht nur eine berufliche Pflicht, sondern auch eine menschliche Notwendigkeit. Durch den Aufbau einer starken Beziehung zu den Angehörigen fördert der Krankenpfleger die Genesung des Patienten und bietet gleichzeitig den Menschen in seinem Umfeld eine unverzichtbare Unterstützung. Diese bidirektionale Kommunikation ist der Grundstein für eine ganzheitliche Pflege, bei der das emotionale und psychologische Wohlbefinden genauso wichtig ist wie die körperliche Gesundheit.

Kapitel 16:
DIE ENTWICKLUNG DER KARRIERE
IN DER PFLEGE VON VERBRENNUNGEN

Sich weiterbilden und spezialisieren

In der sich ständig verändernden medizinischen Welt sind Weiterbildung und Spezialisierung zur Norm für Angehörige der Gesundheitsberufe geworden, insbesondere für diejenigen, die in so anspruchsvollen und speziellen Bereichen wie der Versorgung von Brandverletzten arbeiten. Für einen Krankenpfleger ist dies nicht nur für die bestmögliche Versorgung, sondern auch für den beruflichen Aufstieg von entscheidender Bedeutung.

1. Die Erstausbildung
Jeder Krankenpfleger beginnt mit einer Grundausbildung, die die Grundlagen der Krankenpflege umfasst. Um jedoch in einer Spezialabteilung wie der für Brandverletzte zu arbeiten, ist eine zusätzliche Ausbildung erforderlich, die in der Regel vom Krankenhaus oder einer angeschlossenen Einrichtung angeboten wird, um sich mit den spezifischen Verfahren und Techniken in diesem Bereich vertraut zu machen.

2. Die Spezialisierung
Für diejenigen, die sich auf die Versorgung von Brandverletzten spezialisieren möchten, werden Nachdiplomstudiengänge angeboten. Diese Programme befassen sich eingehend mit fortgeschrittenen Pflegetechniken, der Pathophysiologie von Verbrennungen, der Schmerzbehandlung sowie der Kommunikation mit Patienten und ihren Familien.

3. Weiterbildung

Die Medizin und die Pflegetechniken entwickeln sich schnell weiter. Um auf dem neuesten Stand zu bleiben, muss der Krankenpfleger sich ständig weiterbilden. Ob Workshops, Webinare, Konferenzen oder Kurse - diese Lernmöglichkeiten sind entscheidend, um die Qualität der Pflege zu erhalten und zu verbessern.

4. Forschung und Veröffentlichungen

Durch die Teilnahme an klinischen Studien oder das Verfassen von Artikeln für Fachzeitschriften kann der Krankenpfleger sein Wissen erweitern und gleichzeitig zur Weiterentwicklung des Fachgebiets beitragen.

5. Berufliche Zertifizierungen

Das Erlangen von Zertifizierungen in bestimmten Bereichen wie Schmerzmanagement oder Wiederherstellungschirurgie kann nicht nur das Kompetenzniveau des Krankenpflegers erhöhen, sondern auch seine berufliche Glaubwürdigkeit stärken.

6. Berufliche Netzwerke

Der Beitritt zu Berufsverbänden oder Fachgruppen kann zahllose Vorteile bieten, von der Vernetzung über den Zugang zu Bildungsressourcen bis hin zur Verteidigung der Rechte und Interessen von spezialisierten Krankenpflegern.

Sich weiterzubilden und zu spezialisieren ist ein kontinuierlicher Weg, der Hingabe, Leidenschaft und Engagement erfordert. Für den Krankenpfleger ist es ein ständiges Streben nach Spitzenleistungen, das nicht nur eine bessere Pflegequalität für die Patienten, sondern auch eine lohnende und erfüllende Karriere garantiert. Der Schlüssel dazu ist, neugierig, offen für Innovationen und immer lernbereit zu bleiben.

Stress bewältigen und Burnout vorbeugen

Der Beruf des Krankenpflegers, insbesondere in Spezialabteilungen wie der für Brandverletzte, ist von Natur aus stressig. In oft dramatischen Situationen müssen Krankenpfleger professionell, fürsorglich und effizient bleiben und gleichzeitig mit ihren eigenen Emotionen umgehen. Es ist daher von entscheidender Bedeutung, die Anzeichen von Stress zu erkennen, die Ursachen zu verstehen und Strategien zur Vermeidung von Burnout zu implementieren.

1. Die Ursprünge von Stress verstehen
Stress kann verschiedene Ursachen haben:
- **Emotionale Anforderungen**: Zu sehen, wie Patienten täglich leiden, manchmal ohne Hoffnung auf schnelle Besserung, ist emotional anstrengend.
- **Arbeitsbelastung**: Die hohe Anzahl an Patienten, Verwaltungsaufgaben und unregelmäßige Arbeitszeiten können zu Stress führen.
- **Komplexe Pflege**: Patienten mit Verbrennungen benötigen eine komplexe Pflege und müssen ständig überwacht werden.
- **Interaktionen**: Die Kommunikation mit der Familie des Patienten, mit Chirurgen oder anderem medizinischen Personal kann zu Spannungen führen.

2. Erkennen Sie die Warnzeichen von Burnout
Ein Burnout tritt nicht von heute auf morgen auf. Warnzeichen wie anhaltende Müdigkeit, Reizbarkeit, verminderte Arbeitszufriedenheit, Schlafstörungen und depressive Symptome sollten die Alarmglocken läuten lassen.

3. Anpassungsmechanismen einführen

- **Ausgewogenheit von Berufs- und Privatleben**: Eine klare Abgrenzung von Arbeits- und Privatzeit ist wichtig, um neue Kraft zu schöpfen.
- **Regelmäßige Pausen**: Kurze Pausen während des Tages helfen, sich zu entspannen und die Anspannung abzubauen.
- **Soziale Unterstützung**: Das Gespräch mit Kollegen, Freunden oder Familienmitgliedern kann helfen, Stress abzubauen.

4. Berufliche Strategien

- **Supervision und Mentoring**: Einen Mentor oder Supervisor zu haben, mit dem man schwierige Fälle besprechen kann, kann sehr vorteilhaft sein.
- **Weiterbildung**: Die Ausbildung kann neue Techniken oder Perspektiven für den Umgang mit stressigen Situationen bieten.

5. Sich um sich selbst kümmern

- **Körperliche Aktivität**: Sie baut Stress ab und verbessert die psychische Gesundheit.
- **Meditation und Entspannung**: Diese Techniken helfen bei der Bewältigung von Stress und Angst.
- **Professionelle Beratung**: Psychologen oder Therapeuten können geeignete Strategien zur Stressbewältigung anbieten.

Stressbewältigung und Burnout-Prävention sind kein Luxus, sondern eine Notwendigkeit für jeden Angehörigen der Gesundheitsberufe. Wer auf sich selbst achtet, ist auch in der Lage, sich bestmöglich um andere zu kümmern. Es ist daher unerlässlich, auf sich selbst und seine Gefühle zu hören und nicht zu zögern, Hilfe zu suchen, wenn es nötig ist.

An der Forschung teilnehmen und Innovationen

Die Welt der Medizin ist ständig in Bewegung, getrieben von beispiellosen technologischen und wissenschaftlichen Fortschritten. Für Krankenpfleger, die auf der Station für Brandverletzte arbeiten, ist die Beteiligung an Forschung und Innovation nicht nur eine Gelegenheit zur beruflichen Bereicherung, sondern auch eine Chance, die Qualität der Patientenversorgung zu verbessern. Im Folgenden wird erläutert, wie ein Krankenpfleger aktiv an der Dynamik von Forschung und Innovation teilhaben kann.

1. Die Bedeutung der Forschung in der Krankenpflege verstehen
   - **Nutzen für den Patienten** : Die Forschung zielt darauf ab, die Behandlungsmethoden zu verbessern, was zu einer besseren Versorgung der Patienten führt.
   - **Beitrag zum Beruf**: Die Teilnahme an der Forschung bereichert den Bereich der Krankenpflege, wertet die Rolle der Pflegenden auf und stärkt ihre Position im multidisziplinären medizinischen Team.
2. Sich in der Forschungsmethodik ausbilden lassen
   - **Workshops und Schulungen**: Viele Institutionen bieten Schulungen zu Forschungsmethoden, zum Schreiben von Artikeln oder zur Forschungsethik an.
   - **Interdisziplinäre Zusammenarbeit**: Die Zusammenarbeit mit Forschern aus anderen Fachgebieten kann eine bereichernde Perspektive bieten und die Kompetenzen des Krankenpflegers erweitern.
3. An klinischen Studien teilnehmen
   - **Rekrutierung von Patienten** : Der Krankenpfleger kann durch seine Nähe zu den Patienten eine Schlüsselrolle bei deren Aufnahme in klinische Studien spielen.

- **Sammeln von Daten** : Krankenpfleger sind aufgrund ihrer umfassenden Kenntnisse des Patientenpfads häufig an der Datenerhebung und -analyse beteiligt.

4. Zusammenarbeit mit der medizinischen Industrie

- **Bewertung neuer Geräte** : Hersteller von medizinischen Geräten fordern Pflegekräfte regelmäßig auf, neue Geräte zu testen und zu bewerten.
- **Teilnahme an Messen und Konferenzen**: Hier haben Krankenpfleger die Möglichkeit, sich über die neuesten Innovationen zu informieren, aber auch ihr Fachwissen mit Fachleuten aus der Industrie zu teilen.

5. Zu Veröffentlichungen beitragen

- **Verfassen von Artikeln**: Das Teilen von Erfahrungen, Studien oder Überlegungen in Fachzeitschriften trägt dazu bei, das Wissen in diesem Bereich zu erweitern.
- **Kritische Lektüre**: Der Krankenpfleger kann auch gebeten werden, die Qualität und Relevanz von Artikeln zu bewerten, die bei Fachzeitschriften eingereicht werden.

6. Förderung einer Innovationskultur im Team

- **Austausch und Brainstorming**: Teamsitzungen sind ein guter Zeitpunkt, um innovative Ideen oder Feedback auszutauschen.
- **Wissenschaftliche Beobachtung**: Ein Auge auf die neuesten Veröffentlichungen, Studien oder Konferenzen zu haben, hilft Ihnen, auf dem Laufenden zu bleiben und bewährte Praktiken schnell zu übernehmen.

Der Krankenpfleger hat aufgrund seiner zentralen Position in der Patientenversorgung eine einzigartige Sicht auf die Bedürfnisse und Herausforderungen der Pflege. Diese Perspektive ist für Forschung und Innovation von entscheidender Bedeutung. Indem sie sich aktiv einbringen, tragen Krankenpfleger zur Weiterentwicklung der Praxis bei, was den Patienten, dem Berufsstand und der gesamten medizinischen Gemeinschaft zugute kommt.

Kapitel 17:
SCHLUSSFOLGERUNG:
DER KRANKENPFLEGER ALS HÜTER
DER HOFFNUNG UND HEILUNG

Erfolge und Herausforderungen
des Dienstes

Die Arbeit in der Abteilung für Brandverletzte ist eine Übung, die ständig zwischen Momenten großer Befriedigung und oft gefürchteten Herausforderungen schwankt. Es ist ein Ort, an dem das menschliche Leben ständig auf der Kippe steht, an dem jede Geste zählt und jede Entscheidung nachhaltige Folgen haben kann. Lassen Sie uns in diese kontrastreiche Welt eintauchen, um Erfolge zu entdecken, die inspirieren, und Herausforderungen, die immer wieder zu Verbesserungen motivieren.

Erfolgsgeschichten: Zeugnisse einer widerstandsfähigen Kraft
1. Spektakuläre Rettungen:
Es gibt diese Fälle, diese Geschichten von Patienten, die mit sehr schlechten Prognosen kamen, aber dank des Fachwissens des Teams nicht nur überlebten, sondern auch eine neue Lebensqualität erlangten. Diese Erfolgsgeschichten sind lebendige Erinnerungen an die Wirkung der Arbeit, die in der Abteilung geleistet wird.

2. Innovation und Übernahme neuer Techniken:
Die Einführung neuer Methoden, seien es Hauttransplantationen, Verbandstechniken oder Therapien, zeigt die Fähigkeit des Dienstes, sich weiterzuentwickeln und bewährte Verfahren zur Verbesserung der Pflege zu integrieren.

3. Zusammenhalt des Teams:
Angesichts der oftmals nervenaufreibenden Situationen ist die Einheit des Teams ein Erfolg an sich. Diese berufliche Solidarität ist entscheidend für die Überwindung von Schwierigkeiten.

4. Berufliche Anerkennung:
Der Beitrag der Abteilung für schwere Verbrennungen wird regelmäßig auf Konferenzen, Schulungen und in Fachpublikationen gewürdigt, wobei die Qualität der Pflege und der durchgeführten Forschung hervorgehoben wird.

Die Herausforderungen: Auf der Suche nach einer besseren Betreuung
1. Schmerzmanagement:
Schmerzen sind ein ständiger Begleiter von Patienten mit schweren Verbrennungen. Trotz aller Fortschritte bleibt seine Bewältigung eine Herausforderung, bei der ein Gleichgewicht zwischen wirksamer Linderung und den Nebenwirkungen von Medikamenten gesucht wird.

2. Vermeidung von Infektionen:
Infektionen sind aufgrund der durchbrochenen Hautbarriere eine ständige Bedrohung für Patienten mit Verbrennungen. Die Gewährleistung einer sterilen Umgebung und die schnelle Behandlung jeder Infektion ist ein täglicher Kampf.

3. Psychologische Unterstützung:
Neben der physischen Versorgung ist die psychologische Betreuung der Patienten und ihrer Familien angesichts des Traumas der Verbrennung und der Herausforderungen der Rehabilitation eine Notwendigkeit.

4. Begrenzte Ressourcen:
Wie in vielen spezialisierten Diensten stehen die Ressourcen - Personal, Material und Finanzen - häufig unter Spannung und erfordern eine ständige Optimierung.

5. Weiterbildung:
Die Welt der Medizin verändert sich schnell, und es ist eine Herausforderung für sich, über die neuesten Techniken, Forschungen und Innovationen auf dem Laufenden zu bleiben.

Jeden Tag erlebt die Abteilung für Verbrennungen Erfolge, die den Glauben an die erfüllte Aufgabe stärken, aber sie ist auch mit Herausforderungen konfrontiert, die sie dazu antreiben, immer weiter in der hervorragenden Pflege zu gehen. Diese Dualität zwischen dem Feiern von Siegen und der Konfrontation mit Hindernissen spiegelt einen Beruf wider, der sich dem Leben in all seiner Komplexität und Schönheit verschrieben hat.

Inspirierende Erfahrungsberichte von Krankenpflegern und Patienten

Marie, Krankenpflegerin seit 10 Jahren in der Abteilung für Brandverletzte:
"Als ich in diese Abteilung kam, wusste ich nicht wirklich, was mich erwarten würde. Ich war überrascht von der Komplexität und der Strenge, die die Pflege von Patienten mit Verbrennungen erforderte. Aber was mich am meisten beeindruckte, waren diese intensiven Momente der Menschlichkeit. Ich sah Patienten, die trotz unerträglicher Schmerzen eine unglaubliche Resilienz zeigten. Ich habe Familien gesehen, die sich mit Kraft und Hoffnung zusammengefunden haben. Und durch all das habe ich die wahre Essenz meines Berufs gelernt: nicht nur zu pflegen, sondern auch zu begleiten, zu unterstützen und Zeuge dieser kleinen, alltäglichen Wunder zu sein."

Lucas, Opfer einer Gasexplosion, Patient :
"Nach dem Unfall erkannte ich mein Spiegelbild nicht mehr. Körperlich und geistig war ich gebrochen. Aber seit meiner

Ankunft im Krankenhaus war ich von einem engagierten und wohlwollenden Team umgeben. Die Krankenpfleger waren meine Stütze, meine Führer durch diese Tortur. Ihr Einfühlungsvermögen, ihre Geduld und ihre Kompetenz haben den Unterschied ausgemacht. Heute trage ich meine Narben wie Ehrenabzeichen, Erinnerungen an diesen Kampf, den ich mit der Hilfe eines außergewöhnlichen Teams geführt habe".

Julien, Krankenpfleger, spezialisiert auf wiederherstellende Chirurgie :
"Jeden Tag stehen wir vor immensen Herausforderungen. Aber was mich motiviert, ist zu sehen, wie diese Patienten, die alles verloren haben, nach und nach wieder aufblühen. Ihnen zu helfen, ihr Selbstwertgefühl und ihr Selbstvertrauen wiederzufinden, ist eine Arbeit, die Zeit, Zuhören und viel Liebe erfordert. Und wenn sie dann nach Monaten oder Jahren zurückkommen und uns ihre Fortschritte, ihr neues Leben zeigen, dann denke ich, dass sich alle Anstrengungen gelohnt haben."

Sophie, die bei einem Haushaltsunfall Verbrennungen erlitten hat, ist geduldig :
"Ich war wütend auf mich selbst und auf die Welt. Warum gerade ich? Aber dank des Ärzteteams habe ich gelernt, diese Wut in positive Energie umzuwandeln. Die Krankenpfleger haben mich gelehrt, mein neues Image zu umarmen, es als Stärke und nicht als Schwäche zu sehen. Sie waren viel mehr als nur Pfleger. Sie waren meine Therapeuten, meine Vertrauten, meine Freunde".

Lea, Krankenpflegerin auf der Intensivstation :
"Am schlimmsten sind die Tage, an denen wir trotz all unserer Bemühungen einen Patienten nicht retten können. An solchen Tagen lastet das Gewicht unserer Verantwortung schwer auf uns. Aber was mich am Leben hält, ist der Gedanke an all die Menschen, denen wir

geholfen haben, an all die Leben, die wir berührt haben. Und mir wird klar, dass jedes Lächeln, jedes Dankeschön und jede vergossene Träne der Beweis dafür ist, dass unsere Arbeit einen tieferen Sinn hat".

Diese Berichte spiegeln die harte Realität, aber auch die Schönheit und Stärke der Abteilung für Brandverletzte wider. Sie verdeutlichen die tiefe Verbundenheit zwischen Pflegekräften und Patienten und erinnern an die entscheidende Bedeutung von Einfühlungsvermögen, Fachwissen und Entschlossenheit auf dem Weg zur Genesung.

Future Vision:
Innovation und kontinuierliche Verbesserung

Die Welt der Medizin ist ständig in Bewegung, jedes Jahrzehnt bringt neue Entdeckungen, Techniken und Innovationen mit sich. Das gilt auch für den Bereich der Verbrennungen. Die Behandlung von Verbrennungspatienten, die sich früher hauptsächlich auf das Überleben konzentrierte, wurde nach und nach erweitert und umfasst heute eine umfassendere Sichtweise auf Rehabilitation, Wohlbefinden und Lebensqualität.

Spitzentechnologien :
Mit dem technologischen Fortschritt erleben wir eine Revolution in der Art und Weise, wie Verbrennungen behandelt werden. 3D-Drucker beispielsweise bieten nun die Möglichkeit, individuelle Hauttransplantate herzustellen, wodurch die Heilung optimiert und das Risiko von Abstoßungsreaktionen verringert wird. Intelligente Verbände, die Medikamente kontrolliert abgeben oder den Zustand der Wunde in Echtzeit überwachen können,

stehen ebenfalls an der Spitze der Transformation der Pflege.

Ganzheitlicher Ansatz :
Die Zukunft zielt auch auf einen ganzheitlicheren Ansatz bei der Behandlung ab. In der Erkenntnis, dass Verbrennungen nicht nur den Körper, sondern auch den Geist betreffen, gibt es immer mehr Initiativen, die Psychologie, Physiotherapie, Kunsttherapie und andere Formen der ergänzenden Pflege einbeziehen, um eine ganzheitliche Heilung zu ermöglichen.

Forschung und internationale Zusammenarbeit :
Die internationale Zusammenarbeit wird immer intensiver, Gesundheitsfachkräfte tauschen sich zunehmend über ihre Techniken, Entdeckungen und besten Praktiken aus. Dieser Austausch ermöglicht eine kontinuierliche Verbesserung der Patientenversorgung. Die großen Weltkongresse über Verbrennungen zeugen von diesem Willen, die Kompetenzen zu bündeln, um gemeinsam voranzukommen.

Weiterbildung :
Um auf dem neuesten Stand zu bleiben, müssen Krankenpfleger und das gesamte Pflegepersonal ständig dazulernen. Fortbildungsprogramme, Simulationen und Fachpraktika sind Werkzeuge, um sicherzustellen, dass jeder Patient von den besten verfügbaren Techniken und Ansätzen profitiert.

Dem Patienten zuhören :
Die Medizin orientiert sich zunehmend daran, dem Patienten mehr zuzuhören. Der ehemals passive Patient wird zum Akteur seiner Genesung, da seine Gefühle, Bedürfnisse und Vorschläge in den Behandlungsprozess einbezogen werden.
Die Zukunft der Abteilung für Brandverletzte ist also voller Versprechungen. Mit einer Kombination aus

technologischen Innovationen, einem ganzheitlichen Ansatz und grenzenloser Zusammenarbeit sieht die Zukunft rosig aus, um Patienten mit Verbrennungen eine neue Chance zu geben, ein Leben voller Möglichkeiten und Hoffnung.